Marianne E. Meyer

SPIRULINA

Überlebensnahrung für ein neues Zeitalter

Köstliche Rezepte mit der segensreichen Urkost

Erstaunliche Heilerfolge mit der blaugrünen Alge

Die in diesem Buch vorgestellten Informationen wurden sorgfältig recherchiert und nach bestem Wissen und Gewissen weitergegeben. Dennoch übernehmen Autorin und Verlag keinerlei Haftung für Schäden irgendeiner Art, die direkt oder indirekt aus der Anwendung oder Verwendung der Angaben in diesem Werk entstehen. Die Informationen sind für Interessierte und zur Weiterbildung gedacht.

Marianne Meyer, Apartado 320
P-8801 Tavira

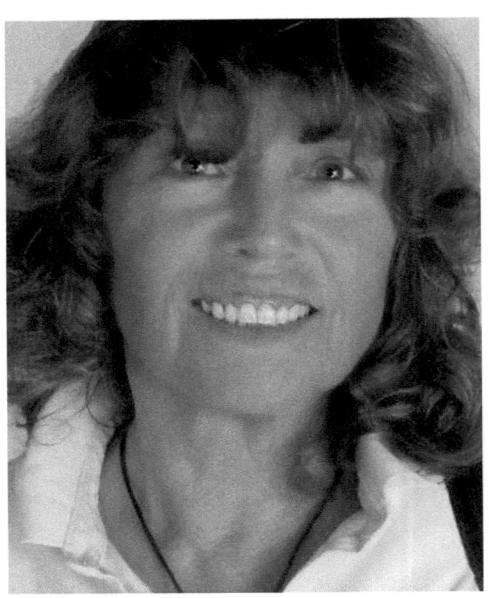

© 2016 by Marianne E. Meyer, Tavira, Portugal
Alle Rechte bei der Autorin
drmarianneemeyer@gmail.com
www.marianne-e-meyer.com

Herstellung und Verlag:
BoD - Books on Demand, Norderstedt
ISBN 978-3-741240461

Bildnachweis
Titelfotos: Fa. Cyanotech, Anissa Brauneis
Fotos im Innenteil: R. Taylor 2, Cyanotech 17,29,36, 41,42,64,76, Earthrise 36, Sanatur 41,74,84
Görke, J. 67,68, M. Zinn 79, C.-P. Meyer 83,
Umschlag, Typografie & Satz: M. Meyer

Einige weitere Bücher von M. E. Meyer:

Spirulina, das blaugrüne Wunder
Spirulina für Kinder
Wasser verbindet die Welten
Psyllium - So bekommen Sie Ihr Fett weg
Familien-Code - Der Tod ist keinesfalls das Ende
Zugvögel auf Rädern II - Für Marokko-Insider

M. Meyer hat bereits viele Lebensstationen mit dem Fokus Lebenshilfe und Heilen angelaufen. Einst Arzthelferin, studierte sie später mit den Schwerpunkten Familientherapie und Gerontologie in Frankfurt. Es folgte ein Studium der Ernährungswissenschaft in USA. Die Dissertationsstudie über Immunabwehr und Spirulina veröffentlichte Dr. Meyer in ihrem Bestseller *Spirulina, das blaugrüne Wunder*. Sie lebte 10 Jahre in den USA, dazwischen in Südhessen. Bis vor Kurzem arbeitete sie zeitweise mit schwer erziehbaren Jugendlichen in Portugal. Pioniergeist und eine große Hingabe an das Wohl der Menschen beflügeln sie.

INHALTSVERZEICHNIS 3

ANALYSE VON *SPIRULINA PLATENSIS* 7
Vorbemerkungen 8
EINLEITUNG 10

I. WARUM BRAUCHEN WIR SPIRULINA? 12

Gesundheit ist eine Frage des Gleichgewichts 15
Die Einnahme von Spirulina empfiehlt sich besonders 16
Vorprogrammierter Vitalstoffmangel 17
Ernährungsmangel im Überfluss 18
Nahrungsergänzungen auf dem Vormarsch 19
Supplementierung und AIDS-Prophylaxe in armen Ländern 20
Wann benötigen wir mehr Spirulina? 22
Brauchen wir tierisches Eiweiß? 23
Synthetisch ist nicht natürlich 24
Einzigartige Lichtnahrung für unser Wohlbefinden 25
Spirulina - Seelenbalsam für die neue Zeit 27
Entgiften mit Spirulina 28

II. HEILFASTEN, ENERGETISIERUNG & PERSÖNLICHKEITSBILDUNG 30

Spirulinafasten für ein basisches Milieu 30
Darm- und Leberreinigung: Garant für Wohlgefühl und Heilung 31
Energiegewinnung durch Regulationsverfahren 32
Mit Licht und Liebe ins neue Zeitalter 33

III. *SPIRULINA PLATENSIS* 35

Was ist Spirulina? 35
Geschichte des ältesten Nahrungsmittels 37
Vision und Notwendigkeit 38
Spirulinaträume, die in wenigen Jahren wahr werden wollen 39
Spirulinas Verwendungsvielfalt im Überblick 39
Der *Zufall* als Mutter der Mikroalgenzucht 40
   Die Ernte 41
   Das Trocknen 41
   Das Pressen der Tabletten 42
Empfehlungen zu Einnahme 42
Welche Reaktionen können vorkommen? 43
Optimale Aufbewahrung zum Schutz der Nährstoffe und Biophotonen 44

IV. SPIRULINAS WERTVOLLEN INHALTSSTOFFE — 45

Die einzigartigen Wirkstoffe der blaugrünen Mikroalge 45
Phycocyan stärkt das Immunsystem, hemmt Krebs und entgiftet den Körper 45
SOD, das Anti-Aging Enzym 46
Weitere enzymatische Heinzelmännchen 47
Spirulina enthält aktives Vitamin B_{12} 48
Betacarotin als Krebsprophylaxe 49
Chlorophyll entgiftet und reinigt das Blut 49
Polysaccharide regulieren den Blutzucker und schützen vor Darmschäden ... 50
Gammalinolensäure hemmt Entzündungen und regelt Hormone 50
Sulfolipide und Glykolipide wirken gegen Krebs und AIDS 51
Spirulinas Vitamine beugen Mangelerkrankungen vor 52
Spirulinas Mineralien alkalisieren und harmonisieren 54
Spirulinas einzigartiges Aminosäurenprofil 56

V. SPIRULINAS GESUNDHEITSFÖRDERNDE EFFEKTE — 57

Warum leben wir heute länger? 57
Spirulina stärkt das Immunsystem 58
Die Alge hilft bei hohem Blutdruck, Diabetes und Fettsucht 59
Spirulina entgiftet und schont die Nerven 60
Rasche Wirkung bei allergischen Reaktionen 61
Der blaugrüne Lichtträger hilft bei AIDS 62
Spirulina heilt Wunden und wirkt antibiotisch 65
Der Mikroorganismus bietet rasche Hilfe bei Anämie 66
Arthritis: mit Spirulina beschwerdefrei 67
Spirulina schützt vor Augenerkrankungen 68
Spirulina wirkt gegen Azidose und Haarausfall 69
  Symptome eines sauren Milieus im Körper 69
Spirulina senkt den Cholesterinspiegel 69
Die Schraubenalge wirkt gegen Depression 70
Spirulina stoppt Krebswachstum in drei Tagen 70
Die Wunderalge hilft bei Kolon- und Magenschleimhautentzündung 72
Das *Grüne Gold* schützt Leber und Nieren 73
Spirulina schützt vor Strahlenschäden 74
Hilft Spirulina gegen Tinnitus? 75

VI. WER PROFITIERT BESONDERS VON SPIRULINA? — 76

Werdende Mütter stellen die Weichen für gesunde Kinder 76
Menstruierende Frauen leiden oft unter Eisenmangel 77
Kinder leisten mehr und quengeln weniger 77
Vegetarier vertrauen auf Spirulinas hochwertiges Eiweiß 78
Erlaubtes Doping: Kraftnahrung für Schwerarbeiter und Athleten 78
Ältere Menschen - vom Abstellgleis auf die Überholspur 80
Vitale Tiere mit Spirulina als Futtermittelzusatz 80

VII. NATÜRLICH SCHÖN MIT SPIRULINA 82

Rezepte für selbstgemachte Algenkosmetik 82
   Erfrischende und straffende Maske 82
   Antifalten-Gesichtsmaske 82
Packung für Haut und Haar 82
   Getönte Creme für die normale Haut 83
   Antifalten-Kokosölcreme 83
   Creme für eine festere, vollere Brust 83
Rank und schlank mit der Schraubenalge 83
Spirulina hilft bei Cellulite 83
   Straffungsgel 84

VIII. SPIRULINA - ERFAHRUNGEN RUND UM DEN GLOBUS 84

Erfahrungsberichte aus Deutschland 85
Erfahrungsberichte aus anderen Ländern 87

IV. ERGEBNISSE DER FORTLAUFENDEN SPIRULINASTUDIE 90

Verbesserungen durch die Einnahme von Spirulina 91
Spirulina in Verbindung mit starken Medikamenten 93
Spirulina und Ernährungs- bzw. Lebensweise 93

FRAGEBOGEN 95

IX. VERWENDUNG VON SPIRULINA IN DER KÜCHE 99

Geschmacksintensive Gerichte 99

Bohnenburger 99
Chicoréesalat 99
Erbsenpüree 99
Frühlingszwiebelsalat 99
Gemüsepfanne mit Reis 100
Ingwer-Sesam-Paste 100
Kichererbsen mit Erduss"- Creme 100
Kichererbsenpastete mit Avocadodip 100
Korianderfrikadellen (vegan) 101
Linsennudeln mit Pilzpaste 101
Pikantes Porridge 101
Roter Linsenaufstrich 101
Tapiokapfannkuchen (glutenfrei) 102

Süß speisen ohne Reue — 102

Ananas-Kiwi-Creme — 102
Aprikosenschnitten — 102
Bananen-Cashew-Kuchen — 103
Crepe de Polvilho com Banana — 103
Linsengranola (glutenfrei) — 103
Feigen-Sesamtaler — 103
Nougatkugeln — 103
Sesam-Kürbiskuchen — 103
Süßer Karottenauflauf — 104
Walnussbällchen — 105
Walnuss/Mandel-Pflaumenriegel — 105
Zitrus-Mandelkuchen — 105

Gesunde Getränke als Turbo für Körper, Geist und Seele — 106

Drinks zum Entgiften — 106
Koriander-Gurken-Saft — 106
Wildkräutershake — 106
Anti-Aging-Goodies zum Abnehmen — 106
Kokos-Kiwi-Mouse — 107

Entzündungshemmende Drinks — 107

Feigen-Baobab-Smoothie — 107
Kirschen-Papaya-Smoothie — 107
Spinat-Apfel-Smoothie — 107

Flüssige Seelentröster — 107

Bananen-Apfel-Shake — 107
B-Vitamin-Shake — 107
Cremiger Gemüsedrink — 107
Schokosmoothie — 108

Drinks für Mumm und Muckis — 108

Avocado-Papaya-Drink — 108
Gurkenshake — 108
Heidelbeersmoothie — 108
Johannisbeersorbet — 108

Schlussbemerkung und Danksagung — 109

Literaturverzeichnis — 113

Stichwortverzeichnis — 116

ANALYSE VON *SPITULINA PLATENSIS*

Allgemeine Werte/Durchschnitt	%
Protein	60,8%
Kohlenhydrate	16,7%
Fette (Lipide)	5,3%
Mineralien(Asche)	8,3%
Faserstoffe	6,5%
Feuchtigkeit	5%

Essenzielle Aminosäuren	g/kg
Isoleucin	33,8
Leucin	50,1
Lysin	27,5
Methionin	13,7
Phenylalanin	27
Threonin	30
Tryptophan	8,8
Valin	38,7

Nichtessenzielle Aminosäuren	
Alanin	46,7
Arginin	45
Aspartinsäure	66,9
Cystin	58
Glutaminsäure	87,7
Glycin	31,9
Histidin	12,5
Prolin	25,9
Serin	29
Thyrosin	26,9

Essenzielle Fettsäuren	mg/kg
Linolsäure	10450
Gammalinolensäure	10633

Pigmente und Enzyme	mg/kg
Carotinoide (orange)	4145
Phycocyanin (blau)	132500
Chlorophyll (grün)	10200
Superoxiddismutase (SOD)	278
Glutathionperoxidase	3,32/g

Nukleinsäure	mg/kg
Ribonukleinsäure (RNS)	2,8
Desoxiribonukleinsäure (DNS)	0,8

Mineralstoffe	mg/kg
Calcium (Ca)	4700
Magnesium (Mg)	4383
Kalium (K)	10243
Eisen (Fe)	807
Phosphor (P)	8400
Natrium (Na)	6540
Zink (Zn)	33
Kupfer (Cu)	12
Mangan (Mn)	40
Chrom (Cr)	25
Selen (Se)	1,3
Germanium (Ge)	6
Lithium (Li)	0,35
Molybdän (Mo)	1,50

Vitamine	
Betacarotin (Provit. A)	1900
Vitamin E	15
Vitamin B_1 (Thiamin)	40
Vitamin B_2 (Riboflavin)	38
Vitamin B_3 (Niacin)	155
Vitamin B_5 (Pantothensäure)	8,3
Vitamin B_6 (Pyroxin)	6
Vitamin B_{12} (Cobalamin)	0,4
Folsäure	0,4
Biotin	0,43
Inositol	556,7

Schwermetalle	
Arsen (As)	< 0,10
Blei (Pb)	< 0,29
Kadmium (Cd)	< 0.18
Quecksilber (Hg)	< 0,01

Herbizide/Pestizide
Nicht nachweisbar

Mikrobiologie	
Gesamtkeimzahl	< 1000KbE/g
Pilze	< 100 KbE/g
Hefen	< 100 kbE/g
Salmonellen	nicht nachweisbar (nn)
Staphylococcus	nn
Escherichia coli	nn

Vorbemerkungen

Als häufig krankes Kind und vollgestopft mit Antibiotika wurde mir bereits im Alter von 13 Jahren der graue Star an beiden Augen gestochen. Wäre damals schon bekannt gewesen, dass strukturiertes Wasser und Spirulina Krankheiten vorbeugen und heilen können, wäre mir viel Leid erspart geblieben. Allerdings hätte es auch keine Motivation gegeben, dieses Buch zu schreiben. Denn die meisten Autoren von Gesundheitsratgebern wollen ihren Mitmenschen dabei helfen, ein gesundes und glückliches Leben zu führen. Mir liegt am Herzen, Ihnen Probiotika statt Antibiotika zu empfehlen, damit Sie meine Fehler vermeiden und Ihr Immunsystem stärken können.

Vertrauen Sie Ihrem inneren Heiler und leben natürlich, können Sie allen Leiden vorbeugen und einen großen Bogen um Arztpraxen und Kliniken machen. Doch viele Patienten wollen mit steigenden Krankenkassenkosten auch einen größeren Nutzen haben. Daher wäre es vernünftig, wenn wir pro Quartal, in dem wir keine Leistungen in Anspruch nehmen, €10,-- zurückerstattet bekämen. Dafür könnten wir Spirulinapresslinge und Psylliumpulver kaufen und die in Kapitel *Darm- und Leberreinigung: Garant für Wohlgefühl und Heilung gezeigte* Darmeinigung vornehmen. Denn wenn das mit 80 % aller Abwehrzellen wichtigste Organ des Immunsystems gut funktioniert und Sie im Laufe des Tages 6 bis 8 Spirulinapresslinge oder ein leckeres Getränk aus dem Rezeptteil genießen, was sollte Ihrer strahlenden Gesundheit noch im Wege stehen? Allerdings, wenn Sie oder ein Familienmitglied in der Atom- oder Chemieindustrie bzw. in einem anderen mit Risiken verbundenen Gewerbe arbeiten, verdreifachen Sie besser die Spirulinadosis.

Die das Immunsystem stärkende Mikroalge und Flohsamen, der beste Ballaststoff der Natur, zeitlich versetzt dem Body zugeführt, helfen, gesund und schlank zu werden bzw. zu bleiben: ohne Skalpell, Chemie und ohne negativen Nebenwirkungen!

Wenn Sie natürlich essen, sich genug bewegen, frische Luft und Wasser tanken und sich Ruhe, Reflexion und eine geeignete Tätigkeit oder ein Hobby gönnen, strahlen Sie Harmonie und Seelenruhe aus.

Das Hobby zum Beruf machen wäre ideal. Ein Bürgergeld könnte diesen Herzenswunsch vieler Menschen erfüllen. Der dm-Chef Götz Werner ist ein Verfechter des bedingungslosen Grundeinkommens. Sollte die Steuerzahlungsmoral durch das Verfolgen Steuerflüchtiger steigen und der Steuerverschwendung der Politiker durch Strafen Einhalt geboten werden, könnte es möglich werden. Der CDU-Politiker Dieter Althaus hält das bedingungslose Grundeinkommen auch so für finanzierbar. Anträge können Sie hier online stellen:

www.bundesagentur-fuer-einkommen.de

Unter dem Antragsformular steht auch die Begründung für das Bürgergeld:

***„Technischer Fortschritt und Rationalisierung ersetzen zunehmend menschliche Arbeitskraft.
Das Bedingungslose Grundeinkommen ermöglicht dem Menschen, frei, selbstverantwortlich und in Würde an diesem gesellschaftlichen Wandlungsprozess teilzuhaben."***

Wer Freude an der Arbeit hat, ist meist glücklich und gesund. Doch so, wie die Schweizer Regierung das Bürgergeld zur Abstimmung brachte, wäre es unvernünftig und ungerecht. Denn sie wollten das Grundeinkommen mit anderen Zahlungen, also Gehalt oder Rente, verrechnen. Da hätte jeder Rentner, ob er jemals gearbeitet hat oder nicht, dasselbe bekommen; und die Arbeitenden genauso viel wie die Nichtarbeitenden. Wo bliebe da der Anreiz zum Arbeiten? Jedenfalls werden wir künftig des Bürgergelds bedürfen, auch um dem weltweit desolaten Leben vieler perspektivloser Jugendlicher und ihren zunehmend exzessiveren Gewalttaten entgegenzuwirken. Doch schon heute benötigen wir natürliche Nahrungsergänzungen! Denn aufgrund ausgelaugter Böden leiden wir immer mehr an Nährstoffmangel.

Spirulinas Vorläufer begannen vor rund 3,6 Milliarden Jahren via Fotosynthese die Erde in ein lebensfreundliches System zu verwandeln. Die Blaualgen respektive Cyanobakterien sind somit die Muttersubstanz von Flora und Fauna. Genaugenommen ist der schraubenförmige Mikroorganismus keine Alge, selbst wenn er in der Literatur so bezeichnet wird. Auch ich verwende öfter der Einfachheit halber den Begriff Alge oder Mikroalge.

Spirulina enthält lebenserhaltende Lichtteilchen und unzählige Vitalstoffe, von denen wohl viele noch gar nicht entdeckt wurden. Ob in Mehlform oder als Tabletten: Die Cyanobakterien helfen, Pestizide u. a. Schadstoffe auszuscheiden und sorgen für einen enormen Vitaminschub. Wenn wir wenig Fleisch essen, können wir von ihrem hohen Proteingehalt (rund 60 %) profitieren. Doch bevor wir damit anfangen, wäre es ratsam, den Darm zu sanieren, weil sonst die meisten wertvollen Stoffe ausgeschieden werden, da sie nicht mal die verkrusteten Darmwände erreichen. Maßnahmen zur Reinigung des Darms und zur Vitalisierung des Körpers finden Sie auf Seite 31.

Während eines bewusstseinserweiternden Seminars in Kalifornien lernte ich Spirulina als Eiweißkost für Vegetarier kennen. Doch erst als ich im Rahmen von Louise Hays AIDS-Hilfegruppe Reiki gab, wurde mir klar: Spirulina ist mehr als eine Nahrungsergänzung. Denn viele der rund 300 jungen Männer, die sich jeden Mittwoch in West Hollywood trafen, schätzten die Lichtnahrung zur Stärkung ihres Immunsystems.

Mit diesem Buch will ich eine Alternative zu Antibiotika & Co. aufzeigen. Auch führe ich fortlaufende Studien mit Personen durch, die ein schwaches körpereigenes Abwehrsystem haben bzw. an einer Immunmangelkrankheit leiden. Sie finden den Fragebogen auf Seite 95 oder auf meiner Internetseite: www.marianne-e-meyer.com. Sollten Sie zu den o. g. Personen zählen und 10 g Spirulina 4 bis 6 Wochen eingenommen haben, bitte ich Sie, mir Ihre Erfahrungen mitzuteilen und den Fragebogen an die angegebene Adresse oder an DrMarianneEMeyer@gmail.com zu senden. Für einen vollständig ausgefüllten Fragebogen erhalten Sie ein Buch mit Widmung als Dankeschön.

Die Mikroalge mit dem wissenschaftlichen Namen Spirulina platensis enthält alles, was der Körper braucht. Sie könnten nur von Spirulina und Wasser leben.

Und wie Sie leben könnten! Ohne den Ballast schwer verdaulicher Nahrung, die zur Fülle eines japanischen Sumoringers führt. Tierprodukte enthalten viel Fett und gären oft länger als acht Stunden im Darm. Somit schaden sie mehr als sie nutzen. Auch werden Antibiotika ins Futter von Schlachttieren gemixt, damit sie nicht erkranken und schneller wachsen. Sie sammeln sich im

Körper an und bilden resistente Stämme. Im Krankheitsfall sind sie unwirksam. Ein Bohnenburger mit Spirulina (S. 99) ist die gesunde Alternative *zum Big Mac*, zumal der Fadenorganismus dreimal mehr Eiweiß enthält als Fleisch. Im Gegensatz zum tierischen ist seines in etwa einer Stunde komplett verdaut.

Ob Sie Spirulina in der Küche verwenden oder als Tabletten schlucken liegt bei Ihnen. Jedoch würde es mich freuen, wenn Sie sich bald besser fühlten denn je. Mit Spirulina habe ich meine Allergien im Griff. Erkältungen oder grippale Infekte erwischen mich nur noch sehr selten.

Die Menschen in meiner Umgebung berichten über einen Energieschub, geregelten Stuhlgang, geringere Blutzucker-, Blutdruck- und Cholesterinwerte, weniger Appetit auf Süßes. Sie haben kaum noch Schmerzen oder Angst, sind ausgeglichen und bester Stimmung. Sie blicken hoffnungsfroh in die Zukunft und können endlich wieder durchschlafen. Lippenbläschen, Hornhaut, Akne, Flechten und Altersflecken verschwinden. Die Haut ist feuchter, weicher und elastischer. Sie haben weniger Sorgen wegen ihres Gewichts und waren körperlich wie geistig nie so fit.

EINLEITUNG

Die technische Entwicklung der letzten hundert Jahre haben unsere Umwelt und unsere Lebensweise radikal verändert. Nicht immer zum Vorteil unseres Ernährerplaneten und aller Lebewesen. Täglich sterben viele Pflanzen- und Tierarten aus, und der Mensch degeneriert zusehends. Deshalb ist es höchste Zeit, die Weichen zu stellen oder die Notbremse zu ziehen, um grausameres Leid und gewaltigere Naturkatastrophen zu verhindern. In diesem Buch will ich aber keine sinnlose moralische Appelle an fahrlässige, ölhaltiges Bilgenwasser lenzende Kapitäne rostiger Öl- oder Chemikalientankern richten, die unsere Meere verseuchen oder an Fabrikanten, die mit ihren Abfällen Böden und Gewässer vergiften. Auch werde ich wenig auf die Bedrohungen von Atomkraftwerken hinweisen, deren gefährliches Restrisiko uns den Rest geben könnte, wie die Nuklearkatastrophen in Tschernobyl und Fukushima uns entsetzlich bewusst machten. Sie werden auch kaum mit Appellen an die menschliche Vernunft gelangweilt, die Freigebigkeit der Natur zu nutzen, um umweltfreundliche Techniken zur Energiegewinnung anzuwenden. Obwohl mir diese Themen am Herzen liegen, konzentriere ich mich in dem kompakten Werk darauf, wie wir uns mit der Alge vor diesen Gefahren schützen können.

Als Expertin für Spirulina will ich aufzeigen, wie wir mit der Überlebensnahrung allen Belastungen unserer modernen Welt trotzen und uns jeden Tag aufs Neue einen Vorsprung verschaffen können. Denn: Spirulina platensis ist als Abkömmling des ältesten Nahrungsmittels der Erde in der Lage, unser durch Chemiegifte und radioaktive Strahlen überlastetes

Immunsystem zu stärken und unsere innere Kläranlage beim Reinigen unseres Körpers zu unterstützen.

Unser körperliches und seelisches Milieu wird durch Schadstoffe in der Luft und der Nahrung, Suchtverhalten, chemische Arzneien, Rundfunkwellen, Elektrosmog und Stress unaufhörlich strapaziert. Unsere Entgiftungssysteme laufen dauernd auf Hochtouren und können sich nie richtig erholen. Wie wir aber aus Erfahrung wissen, wird jedes System, das sich nicht regenerieren kann, früher oder später anfällig für Störungen.

Die in den letzten Jahren drastisch steigenden Allergie- und Krebsraten sprechen dafür, dass unser Körper oft bis zur Halskrause voll gepumpt ist mit toxischen Substanzen. Diese wieder loszuwerden, darin ist die am meisten erforschte Nahrungsergänzung *Spirulina platensis* ein Experte. Entdecken Sie mit mir, was dieses Wunder der Natur außer der Befreiung von Giftstoffen noch so alles für Körper und Geist leisten kann!

In Teil I. erfahren Sie, wie wir uns mit der entgiftend wirkenden Spirulinaalge vor den bevölkerungsreduzierenden Produkten der Konzerne Monsanto, Bayer & Co. schützen können. Weiter können Sie sich darüber kundig machen, warum Nährstoffmängel unvermeidlich sind und in welchen Situationen oder bei welchen Symptomen Sie mehr Spirulina benötigen. Auch erfahren Sie, warum Sie die Lichtnahrung den synthetischen Multivitaminpräparaten unbedingt vorziehen sollten und wie Spirulina Schadstoffe aus dem Körper ausscheiden kann.

In Teil II. wird Ihnen u. a. die Bedeutung der Darm- und Leberreinigung für die Harmonisierung und Heilung von Körper, Geist und Seele ans Herz gelegt. Denn mit einem verkrusteten Darm können die wertvollen Nährstoffe kaum ins Blut gelangen.

Teil III informiert Sie über die Klassifikation der *Spirulina platensis,* die wissenschaftlich zwar *Arthrospira platensis* heißt, aber aus historischen Gründen immer noch als Spirulina bezeichnet wird. Sie erfahren auch Erhellendes über die Geschichte des ältesten Nahrungsmittels und wie die Urvölker es verwendeten.

Abschnitt IV. zeigt Ihnen, wie die Vitamine, Mineralien und die einzigartigen Substanzen der Alge (z. B. Phycocyanin und andere Pigmente, Sulfolipide, Anti-Aging-Enzym SOD, Gammalinolensäure) wirken.

Teil V. informiert Sie darüber, wie wir das *Grüne Gold* für unsere Gesundheit effektiv einsetzen können. Bei Allergien, Arthritis, Augenleiden, Depression, Diabetes, Krebs u.v.a.m. hat sich die Alge bestens bewährt.

Im VI. Abschnitt erfahren Sie, wer von Spirulina besonderen Nutzen haben kann.

Teil VII. ist mit Haut und Haar der selbstgemachten Spirulinakosmetik gewidmet.

Im VIII. Teil können Sie sich über die erstaunlichen Erfahrungen von internationalen Spirulinakonsumenten informieren.

Der IX. Abschnitt zeigt Ihnen die neuesten Ergebnisse meiner fortlaufenden Spirulinastudie und bietet Ihnen die Gelegenheit, sich durch das Ausfüllen des Fragebogens, an dieser Untersuchung zu beteiligen.

Und last, but not least, können Sie im Rezeptteil X. Ihre Kreativität beim Zubereiten leckerer Gerichte und Drinks testen. Das Spirulinamehl können Sie täglich in der Küche als Turbo für Körper, Geist und Seele einsetzen: z. B. Ihre Suppen damit andicken oder Apfelkompotts anreichern.

I. WARUM BRAUCHEN WIR SPIRULINA?

Wir atmen täglich Gifte ein oder absorbieren sie über die Haut. Doch die meisten Toxine nehmen wir durch unsere Nahrung auf. Biokostkritiker behaupten, es sei unerheblich, dass Biokost weniger Pestizide enthalte, da auch bei konventionellen Agrarprodukten kaum die Höchstgrenzen überschritten würden. Doch viele Pestizide sind noch unzureichend erforscht. Deshalb lassen wir uns besser nicht von unhaltbaren Höchstwerten einlullen. Zumindest bei 12 Obst- und Gemüsesorten, dem dreckigen Dutzend, vor dem Greenpeace und das Bundesamt für Verbraucherschutz warnen, sollten wir zu Bioprodukten greifen bzw. die Spirulinaration zwecks Entgiftung zu erhöhen: Die wie ein Nervengift wirkende Chemikalie Ethephon wird beim Anbau von **Paprika** verwendet, um das Gemüse schneller einzufärben. **Trauben** enthalten oft Spuren eines Giftcocktails von mehr als 10 verschiedenen Pestiziden. Selbst beim **Grünkohl** wird vor wiederholtem Überschreiten der Höchstgrenzen an Pestiziden gewarnt. Auch **Weinblätter** weisen oft kritische Werte an Chemikalien auf. **Kirschen** haben häufig eine zu hohe Pestizidbelastung. **Birnen**, vor allem aus der Türkei, sind enorm pestizidbelastet. Dem **Kopfsalat** wird in Gewächshäusern und Feldern der Kopf mit einem Pestizidshampoo gewaschen. **Gurken** bergen jede Menge Fungizide und Insektengifte in sich. Konventionell angebaute **Erdbeeren** enthalten eine Fülle von Chemie und Pestizide. Knackig-glänzende, künstliche **Äpfel** sind haufenweise mit Pestiziden belastet. Konventioneller **Spinat** enthält neben enormen Mengen des Düngemittels Nitrat auch Listerien.
www.bio-hannover.de/scripts/basics/bio-hannover/news/basics.prg?session=42f9497a507679ff_145976&nap=magazin&a_no=1887

Diese Bakterien kommen auch in abgepackten Fertigsalaten vor. Doch nicht nur durch die Ernährung nehmen wir Gifte auf, auch über Kosmetika und vor allem durch die gängige Verschreibungspraxis in der Schulmedizin. Zu viele chemische Arzneien verseuchen unseren Körper und obendrein über das Abwasser unsere wichtigste Ressource: das Grundwasser.

Durch das unheilvolle Machtgeflecht von chemisch pharmazeutischer Industrie und Medizin bleibt uns heute nichts anderes übrig, als selbst die Verantwortung für unseren Körper, unsere Gesundheit und damit auch für unseren Ernährerplaneten zu übernehmen. Da an Krankheiten immens viel verdient wird, ist Vorbeugung in den westlichen Industrienationen kein primärer Fokus des *Krankheitswesens*. Die altchinesische Praxis in der Medizin wäre indes ideal: Hausärzte wurden quasi gezwungen, vorbeugende Medizin zu praktizieren. Sie erhielten von ihren Patienten nur so lange einen monatlichen Scheck, wie diese gesund blieben. Im Krankheitsfall musste der Patient nicht zahlen. Immerhin war das Werben der *Deutsche Gesellschaft für Ernährung* und die *Deutsche Krebsgesellschaft* seit dem 1. Juli 2000 mit der vom *National Cancer Institute* der USA initiierten Kampagne *5-am-Tag* erfolgreich. Täglich 5 Portionen Obst und Gemüse senken das Krebsrisiko um bis zu 50%. Die Briten kämpfen mit schwerem Geschütz und der Ampel gegen die Fettsucht. In Großbritannien ist die Lebensmittellobby weniger stark. Bei uns verhindern die Industrievertreter die Ampellösung, bei der die Signalfarben Rot, Gelb und Grün für schnelle Orientierung sorgen, vehement. Und die Politik kuscht generell gegen den Bürgerwillen. Auf der Insel dagegen gelten seit 1.1.2008 verschärfte Bestimmungen für die Bewerbung *ungesunder*

Lebensmittel unter Kindern und Jugendlichen. Die Stiftung zur Erforschung und Prävention von Herzkrankheiten will Kinder mit der Kampagne *Food 4 Thought* übers Internet erreichen, um ihnen zu vermitteln, welchen Effekt Junkfood auf Körper und Leistung hat:
www.bhf.org.uk/get-involved/campaigning/food4thought.aspx

Oft wird der Zusammenhang zwischen Ernährung und Krankheit negiert. Zum Beispiel diskutieren Experten weiterhin über Zigtausende neuer Fälle von Brustkrebs, ohne dass je das Wort Vorbeugung über ihre Lippen kommt. Ernährungswissenschaftler werden zu diesen Diskussionsrunden bezeichnenderweise gar nicht eingeladen. Dabei wäre es so einfach, Brustkrebs und allen anderen schrecklichen Krankheiten unserer fragwürdigen Zivilisation mit reinem Wasser, Frischkost und Spirulina vorzubeugen.

Würden wir den internationalen Vergleich antreten und die jeweilige Ernährung der Nationen in Relation mit den dort auftauchenden Krankheiten setzen, könnten wir in puncto Vorbeugung viel lernen. Um beim Brustkrebs zu bleiben: In Ländern mit hohem Milch- und Fleischkonsum haben Frauen ein überdurchschnittlich hohes Risiko, an Brustkrebs zu erkranken. Japanische Frauen, die sich traditionell ernähren, d. h., keine Milchprodukte, wenig Fleisch, viel Reis, Gemüse, Algen und Obst, leiden kaum an Brustkrebs. Doch jedes Jahr um den 1. Juni herum wird die Weltbevölkerung seit rund 60 Jahren von der Milchlobby mit denselben Lügen bombardiert. *Milk does a body good!* Ich kann mich daran erinnern, als wir noch in USA lebten, musste die Milchindustrie, die früher damit warb, dass Milch *dem* Körper (*the* body) gut tut, den Slogan ändern in *a body*, dass sie also einem Körper gut tut. Es stimmt vor allem bedenklich, dass an dem ebenso alten Ernährungsregelwerk namens Codex Alimentarius, einem Auswuchs der Weltherrschaft, der Kriegsverbrecher Fritz ter Meer beteiligt war. Er war für das Auschwitz-Industriegelände der IG Farben verantwortlich und nach dem Gefängnisaufenthalt wieder im Aufsichtsrat der Bayer AG. Dr. Mathias Rath zählt den Codex Alimentarius zu den gröbsten Verletzungen der Menschenrechte in der Geschichte.
www4.dr-rath-foundation.org/PHARMACEUTICAL_BUSINESS/health_movement_against_codex/health_movement24.htm

Das muss man sich mal vorstellen: Dieser Lebensmittelkodex wurde von der chemischen und pharmazeutischen Industrie sowie einem Kriegsverbrecher als Architekten gedeichselt und alle Länder sind ihm durch ein Handelsabkommen verpflichtet. Darunter fällt auch die Lebensmittelkennzeichnungsverordnung. Entschiede sich z. B. ein Land gegen Genmais bzw. der Kennzeichnung, koste das eine immens hohe Strafe. Demokratie scheint es auf unserem Planeten nicht zu geben. Denn des Volkes Wille ist weder der Genmais noch seine Verordnung durch Nichtkennzeichnung. Wer will schon etwas auf dem Teller, von dem bekannt ist, dass es Tumore bildet und Leber und Nieren schädigt? 2012 fütterten Gilles-Eric Séralini und seine französischen Forscherkollegen Ratten zwei Jahre lang mit dem in Europa zugelassenen Mais Sorte NK 603 von Monsanto und Kontrollmais. Sie entdeckten an den Nagern, die den Genmais erhielten, vermehrt Leber- und

Nierenschäden. Ebenso entwickelten diese Tiere mehr Tumore und starben früher als die der Kontrollgruppe.
http://www.gmoseralini.org/wp-content/uploads/2012/11/GES-final-study-19.9.121.pdf

Russland verbot sofort nach Bekanntwerden der Studie den Import von Genmais. Im Rest der Welt ist die Studie umstritten. Genmais befürwortende Lobbyisten verklagten die Forscher, jedoch ohne Erfolg.

Was werden wir von den Konstrukteuren der neuen Weltordnung noch zu Furchterregendes zu erwarten haben? Ist den Lesern meines Jahrgangs schon mal aufgefallen, dass vor einem halben Jahrhundert das Problem der Überbevölkerung ständig thematisiert wurde? Heute hören wir wenig darüber. Ist die Lösung des *Problems* längst in Arbeit? Ist das Ziel der globalen *Elite* unsere körperliche und geistige Vergiftung und Versklavung? Müssen wir uns gegen Rockefeller, Gates & Co schützen? Wenn ja, wie könnte das geschehen? Wir hinterfragen besser alles Unnatürliche und verfolgen aufmerksam bestimmte Studien und die Reaktionen darauf. Wie etwa die des Forschers Arpad Pusztai, der im Auftrag des schottischen Landwirtschaftsministeriums Genkartoffeln untersuchte. Die damit gefütterten Ratten hatten deutlich kleinere Organe, inklusive Hoden und Hirne, ebenso ein schwaches Immunsystem. Blair und Clinton sollen persönlich angerufen haben. Wieso Pusztai samt Team entlassen wurde und ihr Resultat unterdrückt werden sollte, bleibt dem geneigten Leser überlassen.
http://www.psrast.org/pusztblair.htm

2005 verlieh ihm die Vereinigung Deutscher Wissenschaftler den Whistleblowerpreis.

Wie schützen wir uns vor solch maliziösen Machtgeflechten? Bei allem, was uns ständig vorgesetzt wird, hören wir besser auf unsere innere Stimme bzw. fragen, wem nützt es. Cui bono? Lassen wir uns nicht für dumm verkaufen! Und vielleicht denken wir einmal ernsthaft an das Horten von Samen! Schützen wir uns besser mit Bioobst und -gemüse sowie Spirulina, der Kraftnahrung in reinster Form. Sie benötigt wenig Anbauflächen und Ressourcen. Jean-Paul Jourdan zeigt uns, wie wir die blaugrüne Mikroalge selbst anbauen können:

www.antenna.ch/en/documents/Jourdan_UK.pdf

Gebraucht wird zur Produktion neben den Kulturen nur lebensmittelechte Plastikfolie, ein paar Sonnenkollektoren und zum Antrieb der Anlasser aus einem Schrottauto. Damit und mit viel Sonnenschein können wir umweltschonend und energiesparend das beste Lebensmittel der Welt herstellen.

Sogar in der Nähe meiner Universitätsstadt Frankfurt wird Spirulina angebaut:

http://integralnetwork.info/spirulina-algen-anbau

Da Algen neben Giften und Schwermetallen sogar radioaktive Substanzen ausscheiden, haben wir durch den täglichen Verzehr einen gewissen Schutz. Zumindest lassen dies die Erfahrungen der Japaner vermuten, die 10-15% Algen verzehren und im Durchschnitt die längste Lebenserwartung haben: trotz der 1945 auf Japan abgeworfenen Atombomben. Beim Recherchieren fürs Cranberrybuch war mir aber aufgefallen, dass die meisten Methusalems, also die über 100-Jährigen, in Ländern leben, in denen die Menschen traditionell Cranberrysaft trinken und Cranberrys essen.

Gesundheit ist eine Frage des Gleichgewichts

Durch die denaturierte Nahrung und zunehmende Umweltbelastung muss der Körper immer mehr angriffslustige freie Radikale abwehren. Diese instabilen Moleküle jagen in aggressivster Weise Fetten, Kohlenhydraten, Eiweißen und gar erbsubstanzkodierenden Nukleinsäuren Elektronen ab. Um ihre Balance wiederzuerlangen, greifen die beraubten Moleküle nun ihrerseits andere Verbindungen an. Dies führt zu einer regulären Kettenreaktion. Können die freien Radikale vom Schutzsystem des Körpers nicht mehr abgewehrt werden, entsteht oxidativer Stress: Ungleichgewicht und Krankheit sind die Folgen.

Trotz Radikalfängerschutzsystem, bewusster Ernährung und gesunder Lebensweise können wir heutzutage kaum alle freie Radikale neutralisieren. Daher ist es dringend ratsam, den erhöhten Bedarf an Antioxidantien über Nahrungsergänzungen auszugleichen. Spirulina enthält zwar nur geringe Mengen des potentesten Antioxidans Superoxiddismutase (SOD), dafür aber die Basisstoffe Zink, Kupfer und Mangan, die der Körper zur Produktion dieses Enzyms benötigt. Ebenso andere Biokatalysatoren sowie Betacarotin, Vitamin E, Selen und eine Reihe weiterer Radikalfänger. Wenn wir davon ausgehen, dass der Schöpfung keine Fehler unterlaufen, können wir Folgendes voraussetzen:

Krankheiten, selbst solche, die durch Verletzungen zustande kommen, beruhen in der Regel auf materieller oder geistiger Vergiftung.

Und bei allen Symptomen handelt es sich um ein Bemühen des Organismus, sich von diesen Giften zu befreien und die Körperchemie ins Gleichgewicht zu bringen. Da die Natur nach Balance und Harmonie strebt, brauchen wir nichts anderes zu tun, als unserem Organismus bei der Beseitigung der toxischen Stoffe zu helfen. Sind Tiere krank, trinken sie viel Wasser und fressen Gras. Wir brauchen zum Entgiften ebenfalls Wasser. Alles, was im Gras ist und noch viel mehr, enthält die blaugrüne Mikroalge Spirulina. Werden aber die Bemühungen, Gifte über Darm, Harnwege, Atemwege oder Haut wieder auszuscheiden, mit chemischen Arzneikeulen unterdrückt, sammeln sich noch mehr Schadstoffe im Körper an. Das Immunsystem kann so überfordert werden, dass die weißen Blutzellen mit dem Neutralisieren der Toxine ausgelastet sind. Sie können sich dann nicht noch um Keime und Krebszellen kümmern, die wir uns ständig zuziehen. Oder die überlastete Körperabwehr spielt verrückt, und die weißen Blutkörperchen greifen statt toxischer Fremdkörper körpereigenes Eiweiß an und verursachen Autoimmun- bzw. -aggressionskrankheiten. Dazu zählen Hashimoto, MS und Rheuma.

Algen scheiden bekanntlich Schwermetalle und andere Gifte aus. Carotinhaltiges Gemüse reduziert das Risiko, an Krebs zu erkranken.

In der heutigen Hetze des Alltags greifen immer mehr Menschen zu Fast Food. Um Krankheiten vorzubeugen, wäre es aber wichtig, täglich Karotten zu schälen, Brokkoli zu putzen, Gemüsesuppen zu kochen und Salate anzumachen. Doch wer nimmt sich heute noch die Zeit für die traditionelle Zubereitung von Mahlzeiten? Trotz eines Kochsendungsbooms sind die Verlockungen unzähliger Fertiggerichte groß. Wir könnten an jedem einzelnen Tag im Jahr eine andere Konserve konsumieren. Nur braucht es keine verschärfte Grauzellenakrobatik, um darauf zu kommen, dass diese mehrfach erhitzte, devitalisierte und mit künstlichen Substanzen geschmacklich veränderte und haltbar gemachte Pappkost unserem Organismus mehr schadet als nützt. Zwar bleiben wir mit Konservierungsstoffen länger am Leben, weil mit der Nahrung auch jeder haltbar gemacht wird, der sie konsumiert. Doch es ist eher ein qualvolles Siechtum, verbunden mit dem Verlust von Füßen oder Beinen bei Diabetes, schmerzendem Rheuma und anderen degenerativen Leiden. Essen wir rohes Gemüse und Obst, entlasten wir mit diesen Nahrungsenzymen die Bauchspeicheldrüse: Sie muss dann weniger Enzyme ergo Biokatalysatoren produzieren. Ohne Frischkost powert sie aus, und die Zuckerwerte im Blut steigen.

Was können wir tun, um die Erfordernisse unserer Zeit mit den Bedürfnissen unseres Körpers nach wertvollen Nährstoffen zu verbinden? Wie wäre es, wenn wir mit der Wunderalge an uns Wissenschaft betrieben? Wer sollte ein größeres Interesse daran haben als wir selbst? In der an Gesundheit orientierten Öffentlichkeit gelten natürliche Nahrungsergänzungen als wachsender Silberstreifen am Horizont. Dabei basieren die positiven Wirkungen auf den Organismus keinesfalls auf Placeboeffekte: Auch Tiere profitieren von Spirulina (siehe Kapitel Vitale Tiere mit Spirulina als Futtermittelzusatz).

Die entgiftend wirkende, Krebs vorbeugende und Krebs hemmende Alge enthält viele Vitalstoffe in konzentrierter Form: z. B. die Abwehr stärkenden Pigmente Phycocyanin, Carotinoide und Chlorophyll, die seltene, in der Muttermilch vorkommende entzündungshemmende Gammalinolensäure und das bereits erwähnte, den Alterungsprozess verzögernde Enzym SOD.

- Japanerinnen, die keine Milch konsumieren, leiden kaum an Brustkrebs.

- Krankheiten beruhen generell auf der materiellen und geistigen Vergiftung von Körper und Seele. Symptome sind Bemühungen des Organismus, sich von Giften zu befreien.

- Vielesser brauchen Spirulina zum Ausleiten von Schadstoffen. Wer wenig frisches Gemüse, Salat und Obst aufnimmt, braucht die Alge zum Vorbeugen von Krebs, Diabetes und anderen Volksseuchen.

- Konservierte Fertiggerichte sind keine das Leben erhaltende Mittel.

- Spirulina enthält, außer Vitamin C, alle Vitalstoffe plus einzigartige, das Immunsystem stärkende, krebs- und entzündungshemmende Antioxidantien: Phycocyanin, SOD, Gammalinolensäure, Carotinoide ...

Spirulina empfiehlt sich besonders
- wenn Sie wenig grüne und gelbe Obst-/Gemüsesorten essen
- wenn Sie regelmäßig Zucker, Zigaretten und/oder Alkohol genießen
- bei Energiemangel & Antriebsschwäche
- wenn Ihre Stimmungen schwanken
- bei Schlaf-/Einschlafschwierigkeiten
- wenn Sie unter Schwindelanfällen (Eisenmangel oder Unterzucker) leiden
- bei häufig auftretendem Lippenherpes
- bei blasser, vorzeitig gealtertem Teint und glanzlosen, brüchigen Haaren und Nägeln
- wenn Sie Aphthen, Warzen und Fußpilz (Zeichen von Immunschwäche) haben

- bei Nachtblindheit (Betacarotinmangel)
- bei Nervosität, Angst und Hyperaktivität
- bei Allergien und häufigen Infektionen
- beim Verlangen nach gewissen Nahrungsmitteln (unausgewogene Nährstoffe)
- wenn in Ihrer Familie vermehrt Krebs vorkommt
- im Alter, da das Immunsystem älterer Menschen geschwächt ist

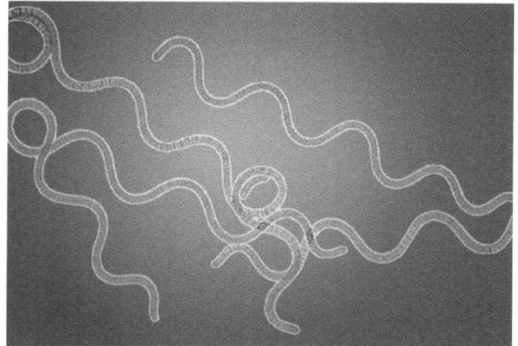

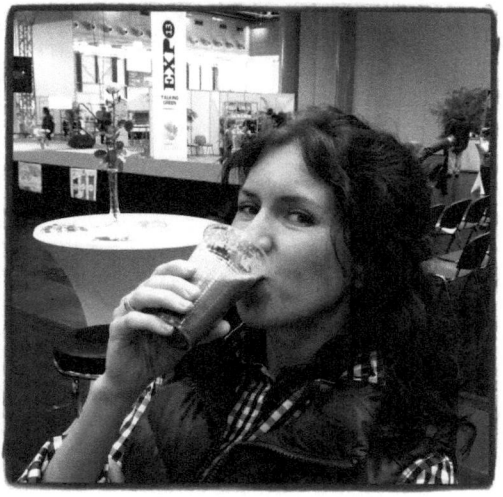

Anissa Brauneis gönnt sich am Stand der Firma Keimling einen Spirulina-Minze-Smoothie.

http://www.anissabrauneis.at

Vorprogrammierter Vitalstoffmangel

Vor 100 Jahren waren wir noch zu 90% mit unserer Muskelkraft am sogenannten Gesamtenergieaufkommen beteiligt. Unsere Vorfahren mussten für ihren Lebensunterhalt hart arbeiten: Wäsche rubbeln, Boden schrubben, Teppiche ausklopfen, Holz sammeln und hacken, Wassereimer schleppen, Pilze und Beeren sammeln. Heute denken wir uns immer ausgefeiltere Verfahren aus, um uns vor körperlicher Anstrengung zu drücken. Daher ist die Marke unter 1% gerutscht. Als physische Arbeit bleibt oft nur noch die Betätigung der Kaumuskeln. Doch Prof. Rozalind Gruben warnt: Der wichtigste Faktor, der zu porösen Knochen führt, ist mangelnde Bewegung. Denn wenn Muskeln nicht an Knochen ziehen, gibt es für Letztere keinen Grund, stark zu bleiben (1999). Zudem:

Durch Bewegungsmangel wird unser Gehirn nur mangelhaft durchblutet. Lymphe, Schlackenstoffe und Gifte können nicht abtransportiert werden.

Nur wenn alles im Fluss ist, sind wir gesund und im Gleichgewicht. Dazu gehört, dass wir genug lebendiges Wasser trinken. Ich läutere mein Leitungswasser durch eine prämierte Wasseraktivierungstechnologie (Meyer 2016). Mangel an Bewegung ist nicht das einzige Übel, das zu Nährstoffdefiziten führt. Junkfood, Kaffee, Zigaretten, chemische Medikamente, illegale Drogen, radioaktive Strahlen, Abgase und andere Umweltgifte leeren weiter unsere Vitalstoffspeicher. Auch wird viel zu viel Zucker in fester und flüssiger Form konsumiert. Viele Menschen essen in der Kantine oder verköstigen sich mit Fertiggerichten und Produkten aus Weißmehl.

Eine solche Kost enthält heimtückische Stressvitaminräuber. Der Mangel an Vitamin B5 (Pantothensäure) führt unter anderem zu Bauchschmerzen und Muskelkrämpfen. Rennen wir dann gleich zum Arzt und nehmen chemische Arzneien ein, gehen wieder wertvolle Nährstoffe verloren.

• Unser Körper ist auf tägliches Bewegen ausgerichtet, um die Knochen zu stärken, das Gehirn zu durchbluten und Schadstoffe auszuscheiden.

• Genussmittel und Umweltgifte rauben uns Vitamine und Salze.

• Chemische Medikamente greifen die letzten Vitalstoffreserven an.

Ernährungsmangel im Überfluss

Der Ernährungsbericht der *Deutschen Gesellschaft für Ernährung* gibt unter anderem Auskunft über den Nährstoffgehalt unseres Blutes. Demzufolge fehlt es Männern und Frauen fast aller Altersgruppen an Calcium, Magnesium, Vitamin E, Carotinoiden, Folsäure und anderen Nährstoffen. Viele menstruierende Frauen leiden darüber hinaus an Eisenmangel. Selbst wenn wir ausgewogen essen, können wir unter Nährstoffmangel leiden. Wieso das? Im Brockhaus steht:

Fruchtfolge oder Fruchtwechsel, also die Aufeinanderfolge verschiedener Agrarprodukte nach bestimmten Grundsätzen (Fruchtwechselwirtschaft) ist unverzichtbar, um der Bodenermüdung, Schädlingen und Krankheiten vorzubeugen.

Das mag vernünftig klingen, ist aber denkbar schlecht fürs Geschäft. Daher verzichtet die moderne Landwirtschaft gern darauf. Somit sind unsere Ackerböden ausgelaugt. Ergo mangelt es unserer Nahrung an Selen und anderen lebenswichtigen Spurenelementen. Schwerwiegender Vitalstoffmangel ist die Folge. Versäumen wir es, diese Defizite mit Nahrungsergänzungen auszugleichen, können wir künftig mit weit höheren Krebsraten und anderen Krankheiten rechnen. Doch dies ist nur die halbe erschreckende Wahrheit. Wenn nämlich die natürliche Schädlingsbekämpfung durch die fehlende Fruchtfolge wegfällt, bekämpfen konventionell anbauende Landwirte die Schädlinge mit krankmachenden Pestiziden. Folglich nehmen wir permanent Gift auf. Parkinson ist ein mit Pestiziden in Zusammenhang gebrachtes Leiden. Spirulina leitet nachweislich Gifte aus und ihr entzündungshemmendes Potential kann ebenfalls die mit Parkinson einhergehende Entzündung im Hirn hemmen.

Spirulina ist in dreifacher Hinsicht hilfreich: als Düngemittel, das gleichzeitig Schädlinge natürlich bekämpft, als Vitalstoffkonzentrat zur Ergänzung der heutigen vitalstoffarmen Kost, um Nährstoffdefizite auszugleichen und als Entgiftungshilfe zum Ausscheiden von mit der Nahrung oder Atemluft aufgenommener Schadstoffe.

Solange wir keine natürlich angebauten Feldfrüchte bekommen, ist die Alge eine ausgezeichnete Alternative, einem Mangel an Nährstoffen vorzubeugen. Denn der nahrhafte Winzling ist ein wahres Füllhorn seltener Pflanzenwirkstoffe.

• Eisen, Calcium, Magnesium, Vitamin E, Carotinoide und Folsäure sind in der Regel Mangelstoffe bei gebärfähigen Frauen.

- Fehlende Fruchtwechselfolge führt dazu, dass Ackerböden kaum noch Mineralien enthalten; Spirulina gleicht den Vitalstoffverlust aus und eliminiert Pestizide u. a. Schadstoffe.
- Pestizide werden mit unseren modernen Seuchen in Verbindung gebracht, z. B. Parkinson, Alzheimer, Autismus, Asthma, Fortpflanzungsstörungen, Diabetes und Krebs.

Nahrungsergänzungen auf dem Vormarsch

Wie alles Neue häufig über den großen Teich schwappt, erreichen uns auch die Nahrungsergänzungen. Ihre Geschichte geht rund 70 Jahre zurück. In den Arbeitervierteln von Pittsburgh aßen die Bürger vorwiegend eine von B-Vitaminen beraubte Kost: polierter Reis, Toast und andere Weißbrotsorten. Durch diese Unterversorgung mit Vitalstoffen, besonders der B-Vitamine und Spurenelemente, wurden viele Pittsburgher krank. Manche landeten in der Psychiatrie.

Biochemisch orientierte Ärzte und Heilpraktiker, die Symptome nicht isoliert behandelten, erzielten erstaunliche Heilerfolge mit dem Ergänzen fehlender Nährstoffe. Dadurch wurde das Thema Nahrungsergänzung unter den US-Wissenschaftlern vorangetrieben.

Wir brauchen konzentrierte Vitalstoffe, da sich unsere Ernährung grundlegend verändert hat. Tiefkühl- und Dosenkost, Pizzen und Burger und was Imbissbuden oder Fast-Food-Restaurants sonst noch bieten, sind heute traurige Realität. Die traditionelle Zubereitungsart der Speisen mit ausgesuchten natürlichen Zutaten tritt in den Hintergrund. Zwar versuchen prominente TV-Köche auf allen Kanälen ein Bewusstsein für gesunde Kost zu schaffen. Doch auch sie müssen sich meist mit den Feldfrüchten denaturierter Böden begnügen. Dies und die moderne Produktionsweise der Nahrungsmittel führten dazu, dass wir immer mehr an Nährstoffmangelerkrankungen leiden und auf Superfood wie Spirulina, Getreidegräser und Wildkräuter angewiesen sind. Unsere Nahrungsmittel sind oft keine Lebensmittel mehr, allenfalls Vegetiermittel. Sie werden selten von der Sonne verwöhnt, enthalten also wenig Lebenskraft. Biochemisch betrachtet wird der wertvolle Spelz des Getreides entfernt. Künstlich verarbeitete Nahrung liefert kaum Nährstoffe für unsere Zellen. Mit der wertlosen Pappkost kleistern wir unsere Darmwände ein und bereiten den Nährboden für die Leiden unserer fragwürdigen Zivilisation.

In Indien leidet jeder siebte psychiatrisch Behandelte an einem Mangel verschiedener B-Vitamine, verursacht durch die einseitige Ernährung mit poliertem Reis. Denn ohne ausreichende Mengen dieser nervenstärkenden Vitamine kann weder das Gehirn normal funktionieren noch das Nervensystem stabil bleiben. Würden wir Nährstoffmängel durch natürliche Nahrungsergänzungen wie Spirulina ausgleichen, müssten erheblich weniger Patienten in psychiatrischen Krankenhäusern vegetieren. Dies haben Ärzte an der US-amerikanischen Ostküste bewiesen. Im *Princeton Bio Brain Center* in New Jersey wurden bis in die 1990er Jahre unter der Leitung von Dr. Carl C. Pfeiffer 5000 als schizophren geltende Patienten ambulant behandelt. 90 % konnten durch Vollwertkost und Ergänzung der Nahrung mit bestimmten Nährstoffen sozial voll rehabilitiert werden.

Spirulina enthält alle Mikronährstoffe, die zur Behandlung unterschiedlich verursachter Arten von Schizophrenie verwendet werden. Z. B. helfen Niacin (Vitamin B_3), Pyridoxin (B_6),

Zink und Mangan bei mentalen, durch Hypoglykämie (Unterzucker) verursachten Erkrankungen.

Fast die Hälfte der Amerikaner verwenden Nahrungsergänzungen, um Nährstoffdefizite auszugleichen, in der Regel anorganische Vitamin- und Mineraltabletten. Doch der Organismus hat mit anorganischen Salzen so seine Probleme. Sie sammeln sich im Lauf der Zeit im Filtergewebe des Bindegewebes an oder lagern sich in Gelenken und Arterien ab. Japaner verwenden organische Nahrungsergänzungen, wie Spirulina, Chlorella, Kelp, Kombu, Arame, Wakame, Nori, Dulce und andere Algen. Sie sind daher gesünder und haben im internationalen Vergleich die höchste Lebenserwartung. Japaner leben rund fünf Jahre länger als Menschen anderer Industrienationen. Wieso das? Wie schon erwähnt, konsumieren traditionelle Japaner keine Milch und wenig tierische Produkte, wie etwa roher Fisch beim Sushi, dafür aber die ganze Palette essbarer Algen. Bei uns gelten diese im Wasser wachsenden, pflanzenartigen Lebewesen als exotische Delikatesse oder Nahrungsergänzung. In der asiatischen Küche sind sie fester Bestandteil. Wünschenswert wäre, wenn durch diese Ausscheidungskost auch die neuerliche nukleare Katastrophe in Japan nur geringe Folgen für die Volksgesundheit hätten. Und, da der Fukushima-Fallout auch die Pazifikküste der USA und andere Regionen belastet, wären wir gut beraten, alle Spirulina u. a. essbare Algen regelmäßig zu konsumieren.

Neben Mangelernährung, erheblich höherem Stress und vermehrten Umweltgiften, muss sich unser Organismus seit dem Bau von Atommeilern Anfang der 1970er mit höheren Strahlendosen plagen. Als wandelnde Abgas-, Arzneimittelchemie- und Strahlenkloaken brauchen wir daher unbedingt Zusatznahrungen wie Spirulina oder in abgasfreien Gebieten gesammelte Wildkräuter, die nachweislich den Körper entgiften. Siehe Kapitel „Entgiften mit Spirulina".

- Die Historie der Nahrungsergänzungen begann in den Arbeitervierteln von Pittsburgh: Der konsumierte weiße Reis und Toast führte zu einem Vitamin-B-Mangel.
- Der Mangel an B- (Stressvitaminen) führt zu psychischen Leiden.
- Spirulina enthält alle Mikronährstoffe, die zur natürlichen Behandlung psychischer Krankheiten verwendet werden.
- Japanische Frauen haben die höchste Lebenserwartung. Japaner konsumieren 10 bis 15% Algen. Diese entgiftend wirkende Kost schützt den Körper vor Krankheiten.

Nahrungsergänzung und AIDS-Prophylaxe in armen Ländern

Weltweit werden doppelt so viele Nahrungsmittel produziert, wie die Bevölkerung der Erde benötigt, um satt zu werden. Dennoch sterben jedes Jahr mehrere Millionen Kinder an den Folgen von Mangelernährung und damit verbundener Abwehrschwäche. In den Entwicklungsländern erblinden mehr als 100.000 Kinder jedes Jahr aufgrund eines Mangels an Vitamin A. Etwa ein Viertel der Kinder leidet an schwerer Eisenmangelanämie, der Hauptursache von Immunschwäche.

Obwohl die Organisation der Vereinten Nationen *UNICEF*, *Terre des Hommes* und andere Einrichtungen Kindern armer Länder Hilfe bieten, ging der Anteil der untergewichtigen Kinder unter 5 Jahren zwischen 1990 und

2010 nur um 2,6 % zurück. Auch die Sterblichkeitsrate sank nur wenig. 230 Millionen Kinder unter 15 Jahren leiden immer noch an Mangelernährung und damit verbundenen Immunmangelkrankheiten.

file:///C:/Users/Administrator/Downloads/scs-003_1981_68_SP_1133_d.pdf

Ihre aus Reis, Mais oder Hirse bestehende Kost enthält kaum Kalorien, Eiweiß und Vitalstoffe. Diese Mängel haben nicht wieder gut zu machende Folgen für die weitere Entwicklung der Kinder: Im Erwachsenenalter sind sie geschwächt und haben physische und/oder psychische Behinderungen.

Wie können Kinder ihr Recht auf das erreichbare Höchstmaß an Gesundheit gemäß Art. 24 des UNO-Übereinkommens erhalten? Der Schlüssel zur Erfüllung des Menschen liegt in seiner Eigenverantwortung. Unabhängig von materiellen Hilfsmitteln kann er Erkenntnisse sammeln und sich entwickeln. *Gib den Menschen keine Fische, sondern zeig ihnen, wie man angelt.* Die regierungsunabhängige Organisation *Antenna Technologie* fand einen Weg, mit der nährstoffreichen Alge dem Teufelskreis zu entrinnen: Denn die tägliche Zugabe von nur 1 g Spirulina genügt, um Stoffwechselprozesse anzuregen und das Wachstum zu fördern.

Dies wurde unter anderem in der Kinderklinik von Madurai in Südindien an 60 unterernährten Kindern nachgewiesen. Daher beschloss *Antenna*, in dieser Gegend den Anbau der blaugrünen Alge zu ermöglichen: Es entstand ein Pilotprojekt des Spirulinaanbaus, das den Nahrungsbedarf von mehr als tausend Kindern sichert und gleichzeitig eine Einkommenschance darstellt. Weiterhin erhalten Frauen hier die Möglichkeit, sich Grundlagen in gesunder Ernährung anzueignen.

Auch wurden Anbauprogramme mit geringerem Aufwand entwickelt: Kleinere Kulturen können angelegt werden, wo sie am dringendsten benötigt werden. Damit möglichst viele Gegenden und Länder der Dritten Welt von ihren Aktionen profitieren können, ist *Antenna* auf finanzielle Hilfe angewiesen. Immer mehr Dörfer wollen Spirulina züchten, da sie der Unterernährung nur auf lokaler Ebene und eigenständig vorbeugen können. Die Kinder bekommen eine Tagesration Spirulinapulver in den täglichen Einheitsbrei gerührt. Dieser versorgt ihren Körper mit den benötigten Nährstoffen. Falls Sie sich engagieren möchten, können Sie sich unter www.antenna.ch jetzt auch in Deutsch informieren.

Afrikanische Ärzte verordnen ihren AIDS-Patienten die immunstärkende Alge, da sie Folgendes feststellten: Die T-Helfer-Lymphozyten (CD4-Lymphozyten) erhöhten sich bei den Personen, die Spirulina genommen hatten.

Während der HIV-Infektion sinken die CD4-(positiven) Lymphozyten kontinuierlich ab. Der CD4-Wert (CD = Cluster of Differentiation) ist somit eine wichtige prognostische Größe für den erworbenen Immundefekt. Afrikanische Ärzte erkannten, dass Spirulina nachweislich die CD4-Helferzellen erhöhen und somit das Immunsystem stärken. Aufgrund der Infos im Internet und in meinen Büchern lassen sich immer weniger Menschen zelltötende chemische Arzneien verschreiben, die den Organismus aus der Balance bringen und zu fatalen Nebenwirkungen führen. Dies ist wohl der Grund, weshalb sich die Immunschwäche weniger als erwartet ausbreitet.

Hier können Sie etwas über das Projekt der Spirulinakultivierung in Bangui sehen:

http://centrafrique-actions.net/IMG/pdf/bericht_rca_no11_juli_2013.pdf

Sie erfahren auch die Ziele dieses Vereins, dem meist Österreicher und Franzosen angehören. Die Nutznießer sind primär:
- Kleinkinder im Viertel Pnétélé in Bangui.
- Waisenkinder bis zu 15 Jahren, die Träer des *HI-Virus* sind.
- Unterernährte oder mangelernährte Kinder unter 6 Jahren
- Kinder und Familien mit Malaria
  Wir können uns hier engagieren:

http://centrafrique-actions.net/?lang=de

Oder wir lassen unsere Visionen von integralem Leben und Zusammenleben in der geplanten internationalen südindischen Stadt Auroville erblühen. Hier leben derzeit 2.184 Menschen aus 50 Nationen. Auch in der Stadt der Zukunft wird Spirulina, die Nahrung der Zukunft kultiviert:

www.auroville.org/health/food/spirulina.htm

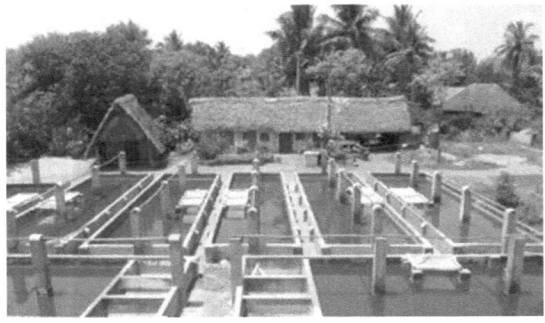

• Jährlich sterben 6 Millionen Kleinkinder an Mangelernährung und Krankheiten.

• *Antenna Technologie* entwickelte Spirulinaanbauprogramme, um eine vitalstoffreiche Nahrungsversorgung auf lokaler Ebene zu sichern.

• Afrikanische Ärzte fanden heraus, dass Spirulina die CD4-Helferzellen erhöht und somit das Immunsystem stärkt.

Wann benötigen wir mehr Spirulina?

Zu bestimmten Zeiten ist es ratsam, die Dauerdosis von durchschnittlich 3 bis 5 g Spirulina zu erhöhen, und zwar:

- vor körperlichen und geistigen Strapazen
- in Zeiten mit erhöhtem Krankheitsrisiko: während Kälteperioden, bei hormoneller Umstellung, also während Pubertät, Schwangerschaft und Menopause
- vor Strahlenbehandlungen oder Röntgenuntersuchungen, bzw. während einer Chemotherapie, da die Alge vor Strahlen schützt und Nebenwirkungen mildert
- vor oder nach Interkontinentalflügen zum Schutz vor Strahlenbelastung im Hochgebirge oder in Sonnenländern als UV-Strahlenschutz
- vor der Menses, gegen prämenstruelle Leiden, zur Eisenmangelprophylaxe
- zwischen den Mahlzeiten zum Ausgleich von Blutzuckerschwankungen
- auf längeren Reisen mit dem Auto, wenn es zu Verkehrsstaus kommt, um einer Vergiftung mit Schwermetallen vorzubeugen
- bei hohem Alkohol- oder Zigarettenkonsum, zum Unterstützen der Entgiftungsorgane und Ausgleichen von Vitalstoffverlusten
- bei Belastungen, die das Immunsystem drosseln können, wie Schocksituationen, Zeiten von Trauer, Prüfungsangst oder Dauerstress
- in der Rekonvaleszenz nach schweren Leiden oder Unfällen
- zur Unterstützung traditioneller, oft unsanfter Behandlungsmethoden: zum Vermeiden von Nebenwirkungen und Blutvergiftungen
- vor oder nach jedem Besuch beim Zahnarzt, wenn er mit Amalgam oder anderen Giften arbeitet oder eine Spritze gibt

Brauchen wir tierisches Eiweiß?

Viele Menschen essen Wurst und Fleisch, weil sie meinen, eine Ernährung ohne tierisches Eiweiß sei gesundheitsschädlich. Dabei verhält es sich eher umgekehrt: Der Verzehr von Fleisch, Wurst und Käse in den heute verzehrten Mengen gefährdet die Gesundheit! Zudem kann unser Organismus nicht alles verkraften, was dem Schlachtvieh gefüttert wird. Dioxin, PCB Chlor, Antibiotika, Wachstumshormone u. a. problematische Stoffe werden bei Kontrollen gefunden. Die Skandale reißen nicht ab. Unzählige Tiere sind ihnen schon zum Opfer gefallen. Wir können davon ausgehen, dass Menschen, die große Mengen tierische Produkte konsumieren und kaum mit Grünzeug und reinem Wasser die Entgiftungsorgane unterstützen, schwer erkranken. Dies verdeutlicht, wie dringend wir Spirulina zum Entgiften brauchen. Für viele Menschen ist Eiweiß identisch mit tierischer Kost. Doch auch Pflanzen enthalten verwertbares Protein: Reis mit Bohnen ist ein exzellentes komplettes Eiweißgericht.

Die Angst vor der negativen Eiweißbilanz sitzt nicht nur Vegetariern im Nacken. Das durch Werbung und überholte Lehre klassischer Ernährungsinstitute geprägte Vorurteil, der Mensch könne ohne tierisches Eiweiß nicht leben, sitzt tief. Doch Studien belegen: Vegetarier sind leistungsfähiger und verfügen über mehr Ausdauer als Fleischesser. Erstaunlich viele Spitzensportler ernähren sich vegetarisch, wie Patrick Baboumian, der stärkste Mann Deutschlands (2011) und die EX-Tennisstars Boris Becker und Martina Navratilova sowie der legendäre Landstreckenläufer Paavo Nurmi, der sich neun Goldmedaillen erarbeiten konnte.

Auch die meisten geistigen Führer ernähren sich überwiegend fleischlos. Leonardo da Vinci, Nikola Tesla, Mahatma Gandhi und Albert Einstein waren Vegetarier.

Wer immer noch unsicher ist und glaubt, Nüsse, Keime, Hülsenfrüchte und Wildkräuter liefern nicht genug Protein, greife getrost zu den Algen: Spirulina ist der beste Eiweißträger, den unser Planet zu bieten hat. Da seine fossilen Vorgänger einst das Treibhaus Erde begrünten, befindet sich die Cyanobakterie auf dem Scheitelpunkt zwischen Pflanze und Tier. Als pflanzenbezogene Bakterie ist sie dem Tier nahe und enthält daher genug Cobalamin (Vitamin B_{12}), um den minimalen Tagesbedarf von drei Mikrogramm zu decken. Doch nehmen wir Spirulina besser nur selten mit anderen B_{12}-haltigen Lebensmitteln ein. Denn die Alge soll zu rund zwei Dritteln B_{12}-Analoga, also Pseudo-Vitamin-B_{12}, enthalten. Diese können die Absorption von echtem Vitamin B_{12} blockieren. Siehe hierzu auch Kapitel Spirulina enthält in der Tat aktives Vitamin B_{12}.

Proteinanteile im Vergleich	
Spirulina	61%
Sojabohnen	34%
Harzer Käse	30%
Leinsamen	24%
Hülsenfrüchte	22%
Salami	22%
Nüsse	15 - 25%
Fisch	17 - 25%
Rotes Fleisch	15 - 25%
Geflügel	18 - 21%
Hühnerei	12%
Quark	11 - 13%
Weizenmehl Typ 405	10%
Reis	7%
Hoffmann (Hrsg.) Positivlisten Lebensmittel	

- Veganer verzehren ausschließlich pflanzliches Eiweiß und gelten als besonders gesund und leistungsfähig.
- Athleten wie Carl Lewis, Edwin Moses und Torre Washington essen rein pflanzlich.
- Pflanzen enthalten oft kein komplettes Eiweiß und müssen kombiniert werden: Reis mit Bohnen oder Getreide mit Nüssen.
- Spirulinas Eiweiß ist das wertvollste und bekömmlichste überhaupt; die Verdauungszeit beträgt weniger als eine Stunde.
- Die Cyanobakterie enthält genug Vitamin B_{12}, um den minimalen Tagesbedarf von 3 µg zu decken. Siehe S. 48.

Torre Washington
Vorreiter der veganen Muskelzunft

Synthetisch ist nicht natürlich

Von Urzeiten an vertrauten die Menschen auf die heilende Wirkung der Natur. Krankheiten, die bekanntlich zu rund 90 % eine Vergiftung des Körpers anzeigen, heilten sie mit Fasten und Kräuterelixieren. So lange, bis einige Gehirnakrobaten den profanen Einfall hatten, künstliche Arzneien müssten besser sein als natürliche. Im Laufe der Zeit konnte die Einschätzung, ein Produkt sei um so wertvoller, je komplizierter der Aufbau chemischer Verbindungen ist, reiche Früchte tragen. Dies brachte die pharmazeutische Industrie zum Blühen. Auch konnten sich viele schlaue Köpfe unter den Medizinern profilieren, in dem sie durch Nebenwirkungen chemischer Arzneien verursachte *neue Krankheiten* entdeckten und sie mit ihren Namen schmückten. Dadurch wuchsen klinische Wörterbücher zu einem Wust imposant klingender Symptomenkomplexe an. Die Erschaffer solcher *Wunder*, von denen manche mittlerweile den Wald vor lauter Bäumen nicht mehr sehen, wurden fortan als *Götter in Weiß* verherrlicht.

Die Medizin wandte sich immer mehr gegen die Schöpfung. Naturprodukte, die vorbeugend und heilend wirken, wurden fortan als kritisch betrachtet. Wir neigen heute gern zu Skepsis, wenn etwas einfach und natürlich ist und dennoch heilt. Vor allem, wenn es ein Lebensmittel ist, das wahre Wunder verspricht. Dabei forderte der Begründer der wissenschaftlichen Medizin Hippokrates vor rund 2500 Jahren, dass unsere Nahrungsmittel unsere Heilmittel sein sollen. Synthetische Nahrung und synthetische Nahrungsergänzungen führen dagegen zu Allergien. Oder zum Tode. Gefährlich sind vor allem künstliche Süßstoffe und Geschmacksverstärker. Aspartam (E951), auch unter den Namen AminoSweet, NutraSweet, Equal und Canderel im Handel, kann nicht von allen Menschen verstoffwechselt werden. Es führt mitunter zu Kopfschmerzen und Benommenheit. Der Neurochirug Russel L. Blaylock stellte fest:

Aspartam und Glutaminsäure verursachen schwere chronische neurologische Störungen und sind für zahllose Symptome und Krankheiten verantwortlich: Epilepsie, MS, Parkinson, Alzheimer, Hirntumor, Blindheit, Hautwucherung, Depression, gestörtes Kurzzeitgedächtnis oder Intelligenzschwäche.

In den USA haben Verbrauchergruppen eine Hotline für Aspartamgeschädigte eingerichtet. Stevia ist eine gesunde Alternative zu künstlichen Süßstoffen. Bis vor ein paar Jahren mussten wir es als Badezusatz kaufen, da das Süßkrautkonzentrat bei uns nicht als Lebensmittel zugelassen war. Japan süßt seit vielen Jahren über die Hälfte der Lebensmittel und Getränke mit Stevia, auch Cola. In den USA konnte man es bis 2008 immerhin als Nahrungsergänzung kaufen. Mittlerweile ist Stevia als sicherer Zuckerersatz zulässig. Aufgrund der bis dato längeren Lebenserwartung der Japaner wollte offenbar niemand mehr behaupten, Stevia sei gesundheitlich problematisch.

Andererseits wird krampfhaft an Aspartam festgehalten, obgleich verschiedene Studien den künstlichen Süßstoff als krebserregend entlarvt haben und er ein erhöhtes Risiko für Frühgeburten berge. Wieso hält also die EU-Behörde EFSA Aspartam für unbedenklich? Zum Glück können wir als Konsumenten noch für uns selbst entscheiden!

Wie deutsche TV-Zuschauer im Herbst 2010 während der Themenwoche *Gesunde Ernährung* von Fernsehkoch Mälzer erfahren durften, enthalten nahezu alle Gewürzmischungen, Salatdressings und Fertigsuppen Mononatriumglutamat (E 621, auch als Würze, Aroma oder Hefeextrakt deklariert). Wenn Sie also unter ruhelosen Beinen und rastlosem Schlaf leiden, lesen Sie besser das Kleingedruckte auf den Packungen genau. Die durch den Kunstkram verursachten Leiden häufen sich! So manche Zeitgenossen schleppen schlechtes Karma mit sich herum, das sie sich durch das Schaffen von Leid aufgeladen haben. Die Probleme mit Aspartam sind seit Jahrzehnten bekannt. Am 11.4.2004 wurden an drei Gerichten in Kalifornien Prozesse gegen mehrere Firmen angestrengt, die Aspartam herstellen bzw. in ihren Produkten verwenden. Mehr Infos unter:

prweb.com/releases/2004/4/prweb117841.php

Lebensmittelfarben und künstliche Konservierungsstoffe versäuern unsere Körpersäfte und sammeln sich bei Überlastung der Ausscheidungskanäle in Geweben und Gelenken an. Wollen wir gesund werden und bleiben, kann es nur eins geben: zurück zur Natur pur! Aus den Cyanobakterien entwickelten sich Flora und Fauna, also auch alle Kräuter der Naturapotheke. Die überragende Bedeutung für die Gesundheit und die zahlreichen Heileffekte der segensreichen Mikroalge ist daher gar kein so großes Wunder. Denn, da Wasser und Cyanobakterien am Anfang von allem waren, können wir auch alles, was unserem Körper fehlt, von Wasser und Spirulina beziehen. Zu Beginn der Neuzeit wurde die Weiterentwicklung der Pflanzenheilkunde unterbrochen. Chemische Präparate wurden entwickelt. Aufgrund der Nebenwirkungen synthetischer Arzneien kam es zu allergischen Reaktionen und anderen Immunmangelkrankheiten.

• Das Gelehrtenlatein zerstörte das Vertrauen der Menschen in die Naturheilmittel. Sie übertrugen die Verantwortung für ihren Körper den Schulmedizinern.

• Mit steigendem Vergiftungsstatus sind Ärzte oft mit ihrem Latein am Ende und der *Run* in die Naturmedizin folgt.

• Aus Blaualgen entwickelten sich die Pflanzen und Tiere. Daher können wir Nahrungsmängel mit Spirulina ausgleichen.

• Aspartam, E 621-25 u. a. Nahrungschemikalien verursachen eine Vielzahl von Leiden.

Einzigartige Lichtnahrung für unser Wohlbefinden

Bereits Echnaton im Alten Ägypten erkannte, dass von der Sonne besondere Heilkräfte ausgehen. Die von ihr bestrahlte Nahrung, ob tierischer oder pflanzlicher Art, beschert uns

Energie und Lebensfreude. Der Schweizer Dr. M. Bircher-Benner und später Prof. W. Kollath brachten zum Ausdruck, dass das Sonnenlicht in Lebensmitteln den eigentlichen Nährwert bilde. Künstlich bestrahlte Agrarprodukte seien tote Mittel. Zwar sind sie haltbarer, schaden uns aber mehr als sie nutzen. Je mehr Lichtenergie (Biophotonen) ein Lebensmittel speichern könne, desto hochwertiger sei es. Der Pionier der Biophotonenforschung Prof. Fritz A. Popp weist in seinen Büchern *Botschaft der Nahrung* und *Biologie des Lichts* darauf hin, dass die Fähigkeit, Biophotonen zu speichern ein Maß für die Qualität unserer Nahrung sein muss. Natürlich gewachsenes Gemüse und sonnengereifte Früchte haben ausgiebig Sonnenenergie aufgetankt. Monika Helmke Hausen schreibt in ihrem Buch *Die Lichtkräfte unserer Nahrung*, dass Früchte uns im Wesen berühren, die Seele stärken und unser Wissen in uns aufleuchten lassen. Letzteres kann auch das darin enthaltene Wasser bewirken.

Die Mikroalge speichert besonders viel Lichtenergie. In ihren dünnen Fädchen mit den blauen, grünen und orangeroten Pigmenten kann sie, entgegen dem Pflanzengrün der Blätter, das gesamte Lichtspektrum aufnehmen. Biophotonenmessungen schwacher Lichtemissionen aus biologischen Organismen bestätigen:

Spirulina ist ein ausgezeichneter Speicher von Sonnenkraft.
Die aufgenommene Sonnenenergie steht dem Körper in Form von Biophotonen zur Verfügung. Diese winzigen Lichtteilchen gelangen über die Nahrung in unsere Zellen. Sie enthalten wichtige Bioinformationen, die komplexe Lebensprozesse in unserem Körper steuern. Nicht die Kalorien (Energie) sind entscheidend, sondern die Informationen.

Popp betrachtet Lebensmittel als Heilmittel, die *fehlende Schwingungen* auf den Organismus übertragen. Insofern ist es nur logisch zu folgern: Das ultraschwache Licht ist Träger des Informationsaustauschs zwischen den Zellen bzw. dem intrazellulären Wasser. Auch die sogenannten Lichtwässer, z. B. das Wasser des Hunzastammes aus dem Himalaja oder das Wasser von Lourdes aus den Pyrenäen, weisen ungewöhnliche, auf den Organismus positiv wirkende Frequenzen auf. Wie Spirulina enthalten sie das gesamte Lichtspektrum von Blauviolett bis Rot. Diese Biophotonen haben eine ordnende und regulierende Kraft. Sie bringen den Organismus in eine höhere Schwingung und Ordnung. Dies drückt sich in einem Gefühl von Vitalität und Wohlbefinden aus. Denken wir mal an Treibhäuser, Batteriehühner und eingepferchte Masttiere! Wie soll da Sonnenenergie in die Nahrung kommen? Somit fügen sie uns als Nahrung mehr Schaden zu, als sie uns nutzen.

Barbara Köhler stellte im Blindtest der Landesuntersuchungsanstalt in Celle deutliche Unterschiede in der Lichtspeicherfähigkeit von Freilandeiern gegenüber Eiern aus Batteriehaltung fest. Bei gleichem Futter zeigte sich biochemisch kein Unterschied zwischen den Eiern. Daher können wir davon ausgehen, dass der geordnete Zustand der Biophotonen und nicht das chemische Reaktionsgemisch der Einzelkomponenten die Qualität bestimmt (Popp 1988, Köhler et al. 1991).

Nahrung, die kein Sonnenlicht speichern konnte, ist für den menschlichen Organismus kaum verwertbar. Dies ist der Grund, weshalb heute viele Menschen müde herumhängen und nichts mit sich anzufangen wissen.

Noch ist es nicht wünschenswert, Mahlzeiten durch Spirulinagerichte zu ersetzen. Doch der *Sonnenphotonenspeicher par excellence* ist als Zwischenmahlzeit in Form eines köstlichen Bananen-Apfel-Shakes oder einer leckeren Fruchtschnitte sehr zu empfehlen. Selbst wenn wir die Muntermacher in Tablettenform mit einem Glas Wasser runter spülen, wecken wir die Sucht nach Grünzeug. Somit tun wir etwas Gutes für uns und unsere animalischen Zeitgenossen, die wir dann weniger quälen müssen.

- Spirulina schwingt dem Organismus nützliche Frequenzen auf.
- Freilandeier liefern Sonnenkraft; Eier aus Batteriehaltung schaden unserem Körper.
- Die eiweißhaltige Lichtnahrung mindert den Appetit auf tierische Produkte.

Spirulina - Seelenbalsam für die neue Zeit

Neben den täglichen Nachrichten können auch Tabletten gegen Bluthochdruck oder Magensäure (Antazida), Schmerztabletten, Entwässerungspillen sowie manche Herzmittel und Antibiotika indirekt depressiv machen.

Hier hilft Spirulina, die Stimmung zu heben. Ihre aufheiternde Wirkung erinnert an die Wunderpillen, die das Leben in Aldous Huxleys *Schöne neue Welt* erleichtern. In USA werden wir bei einer Weltuntergangsstimmung gefragt, ob wir die Blues haben. Die Blauen nennen Nordamerikaner den überwiegend vom Wetter herrührenden Zustand. Ein Mangel an Sonnenstrahlen, Föhn, aber auch Magenüberfüllung, falsche Ernährung und Bewegungsmangel können den Blues zugrunde liegen. Sie können sich zu Depression und Melancholie entwickeln. Sollten Schreckgestalten über Sie herfallen und das Pendel zwischen nagender Unlust und würgender Angst schwingen, ist es Zeit für Spirulina. Dazu können südkoreanische Wissenschaftler raten. Denn sie erforschen an der Universität in Seoul die antidepressive Wirkung der Alge in einem Zwangsschwimmtest an Mäusen. Ihre Ergebnisse legen nahe, dass Spirulina als Antidepressiva dienen kann (Kim 2008).

Denn sie enthält die aufhellend und antidepressiv wirkenden Aminosäuren Phenylalanin, Tyrosin und Tryptophan. Auch wirken sich ihre B-Vitamine positiv auf unser Nervenkostüm aus. Niacin (B_3) regt die Blutzirkulation an und hilft gegen Depression und Schizophrenie. Das *Antistressvitamin* Pantothensäure (B_5) hilft besonders gegen Angstgefühl und Depression. Pyridoxin (B_6) stützt das Nervensystem.

Spirulinas Cobalamin (B_{12}) und ihre Glykolipide bauen die Schutzschicht der Nervenzellen bzw. die Myelinscheiden auf. Die Mineralien Calcium und Magnesium helfen gegen Niedergeschlagenheit. Sie sorgen für den Abbau von Stresssäuren und für gute Nerven. Es ist also kein Wunder, wenn uns die vitalen Grünen sofort zu einem Stimmungshoch verhelfen. Spirulina hilft auch bei Neurodermitis, an der heute viele Kinder erkranken. Mechanische oder Umwelteinflüsse können endogene bzw. atopische Ekzeme hervorrufen. Aber zu viel Hygiene, Allergien oder ein gärender Darm sind selten alleinige Auslöser. Buser und seine Forscherkollegen von der Medizinischen Hochschule Hannover fanden 1998 bei einer Studie mit 4219 Vorschülern im Folgendes heraus: In den *teuren* Wohngebieten leiden bis zu einem Viertel der Kinder unter juckenden

Ekzemen, in den *ärmeren* Vierteln sind es nur ca. 3 %. Keimfreiheit und Leistungsorientierung mit stressvollen Gedanken, es nicht zu schaffen, können Disharmonien erzeugen. Bei Kindern mit Migrationshintergrund scheint der Leistungsdruck geringer zu sein, da sie weniger unter Neurodermitis leiden. Spirulinas basische Mineralien, die B-Vitamine und andere gegen Stress wirkende Stoffe sorgen für gute Nerven, seelischen Ausgleich und ein starkes Selbstbewusstsein.

• Spirulinas Stimmungsaufheller führen zu Freude und Harmonie.

• Der hohe Vitamin-B-Gehalt und basische Mineralien helfen bei Stress und beugen Neurodermitis, Depression und Schizophrenie vor.

• Spirulinas Cobalamin (Vitamin B_{12}) und Glykolipide schützen die Nerven.

Entgiften mit Spirulina

Seit einem halben Jahrhundert sind die Belastungen mit Umweltgiften in industriellen Ballungsgebieten stark angestiegen. Blei ist eines der gefährlichsten Umweltgifte. Seine Aufnahme in den menschlichen Organismus erfolgt durch Luft, Nahrung und Wasser. Wer mit der Kost zu wenig Calcium, Eisen und Eiweiß aufnimmt, läuft Gefahr, zu viel Blei oder Cobalt durch den Magen-Darm-Trakt zu absorbieren. Die Schwermetalle gelangen ins Blut, zirkulieren an Aminosäuren gebunden im Organismus und lagern sich vor allem in Knochengewebe, Leber und Nieren ab.

Spirulina enthält in wohl dosierter, qualitativ hochwertiger und bioverfügbarer Form genau jene Substanzen, die das Ausscheiden von Blei fördern und das Immunsystem stärken: heilende Frequenzen des Lichts, 60 % bestes, leicht verdauliches Eiweiß, Calcium, Magnesium, Eisen, Selen, schwefelhaltige Aminosäuren und die Vitamine A, B und E. Diese Vitalstoffe sowie SOD und andere Enzyme verringern die toxische Wirkung von Freien Radikalen und schützen unsere Zellen vorm Oxidieren.

In Belarus erhielten 16 mit Blei belastete Arbeiterinnen 5 Spirulinatabletten pro Tag als Nahrungsergänzung. Bei allen Frauen verringerten sich die Bleiwerte in Blut und Harn. Das MAD-Niveau war nach 2 Monaten deutlich geringer. Die Bleiwerte wiesen WHO-Normalwerte auf.

Eine negative Folge der Lipidperoxidation ist die Bildung von Malondialdeyd (MAD). Dieser Aldehyd bindet sich mit Eiweiß und bildet unlösliche Komplexe, die sich in den Zellen ansammeln und diese schädigen können.

Es zeigte sich eine Erhöhung wichtiger Enzyme im Lipidoxidationssystem und im Antioxidationssystem. Der Bleisaum an den Zähnen verschwand. Der Gewebezustand des Zahnfleisches verbesserte und die Anfälligkeit für Infektionen in der Mundhöhle verminderte sich. Damit bewiesen die Forscher Loseva und Urinok von der *Klinik des wissenschaftlichen Forschungsinstituts für Strahlenmedizin und Endokrinologie* in Minsk Folgendes: Der Verzehr von Spirulina als Nahrungsergänzung wirkt bei einer Belastung mit dem Schwermetall Blei ausleitend.

Viele internationale Wissenschaftler konnten die Schwermetall absorbierende Wirkung von Spirulina beweisen. Forscher von der Chemischen Abteilung der Iowa State University stellten fest: Spirulina weist eine enorm absorbierende biologische und physisch-chemische Wirksamkeit gegen Quecksilberionen auf (Cain et al. 2007). Daher verwenden zahlreiche Zahnärzte und ganzheitlich behandelnde Mediziner und Heilpraktiker die Alge zum Ausleiten. Die Studien weisen auch darauf hin, wie sinnvoll die tägliche Ergänzung der Nahrung mit Spirulina in den Industrieländern ist; besonders im Hinblick auf die Vorbeugung von Krankheiten (Naturheilpraxis 5/2000). In weiteren Untersuchungen mit Tschernobylkindern wurde festgestellt: Die Alge ist in der Lage, selbst radioaktive Strahlen auszuscheiden. Damit kann sie die Angst der Menschen vor radioaktiven Strahlen reduzieren. Siehe Kapitel: *Schutz vor radioaktiven Strahlen*.

Drogen- oder Alkoholmissbrauch und Gifte in Nahrung oder Umwelt können zu einer Entzündung der Leber führen. Hier wirkt Spirulina regenerierend auf das Entgiftungsorgan. Sie hilft, negative Nebenwirkungen medikamentöser Behandlungen zu verringern, da sie das Blut reinigt und die Entgiftungs- und Ausscheidungsorgane entlastet. Verwenden wir täglich Genussmittel, brauchen wir die heilende und regenerierende Alge unbedingt regelmäßig. Dazu zählen neben Alkohol, Tabak und Kaffee auch Schokolade und Eiscreme. Denn selbst der exzessive Genuss von Zucker mit Milch kann zu einer Fettleber und zu schlechten Leberwerten führen. Aus der Mischung von Milch und Zucker entsteht nämlich Gärungs- bzw. Fuselalkohol im Körper. Der führt zu Übersäuerung und schwächt folglich Leber und Nieren. Neben der Ausscheidungsfunktion reduziert Spirulina das Suchtverhalten, besonders das Verlangen nach Süßigkeiten. Da Zucker ein Vitamin-B- und Calciumräuber ist, schützt Spirulina auch Nerven und Knochen.

Vor oder nach jeder Röntgenbehandlung ist der Konsum des Lichtträgers ebenfalls zum Ausscheiden und Vorbeugen von Leiden ratsam. Diabetes, Blutstörungen, Herzgefäßkrankheiten, Schlaganfall und grauer Star hängen mit dem Röntgen zusammen. Auch Arzneimittelnebenwirkungen können erschreckende Folgen haben.

Unser Körper soll uns möglichst lange dienen. Daher müssen wir pfleglich mit ihm umgehen und ihn vor Giften schützen. Die Schraubenalge, die selbst keine Schadstoffe enthält, hilft dem Körper, schädliche Substanzen auszuscheiden. Dies kann anfänglich zu Symptomen führen. Sie zeigen eine Heilreaktion an. Siehe hierzu auch Kapitel *Welche Reaktionen können vorkommen?*

• Spirulina befreit den Organismus von Chemikalien und regeneriert die Entgiftungs- bzw. Ausscheidungsorgane: Haut, Darm, Lunge, Leber und Nieren.

• Spirulina scheidet Schwermetalle, ionisierende Strahlen und Gifte aus: auch die Genussgifte von Tabak, Alkohol und Zucker.

• Die Alge reduziert die Nebenwirkungen chemischer Arzneien.

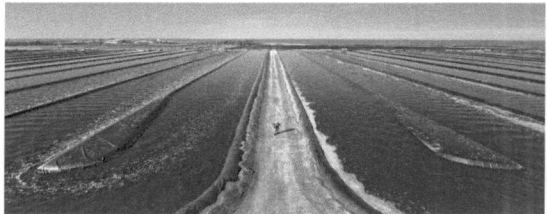

II. HEILFASTEN, ENERGETISIERUNG & PERSÖNLICHKEITSBILDUNG

Spirulinafasten für ein basisches Milieu

Wenn wir gesund werden bzw. bleiben wollen, ist es notwendig, den Körper von Säuren ergo Giften zu befreien, um ein basisches Milieu zu erzeugen und die natürliche Zellatmung zu unterstützen! Sobald der Körper basisch und sauerstoffreich ist, stoppt jede Krankheit, auch der Krebs. Für diese Erkenntnis verlieh das schwedische Karolinska-Institut Dr. Otto Heinrich Warburg 1931 den Medizinnobelpreis. Warum die Schulmedizin diese Tatsache ignoriert, ist ganz klar: Die Krebsmafia bzw. das medizinisch-wissenschaftliche Establishment will auf ihre Millionengeschäfte nicht verzichten. *Ein Onkologe allein kann bei einem Apotheker für einen Jahresumsatz von rund sechs Millionen Euro sorgen, rechnet der Arzt Ulrich Fritz vor.*

http://www.stern.de/investigativ/stern-recherche--die-skrupellosen-geschaefte-der-krebsmafia-6692272.html

Wenn Sie sich nachts verzweifelt im Bett wälzen und der erholsame Schlaf ausbleibt, gönnen Sie sich jeden Abend einen Basentrunk. Damit können Sie rasch den erfreulichen Effekt eines basischen Milieus erfahren, den mein Mann am 4.7.16 genießen durfte. Das kam so: Peter trank bisher jeden Abend Rotwein, da er ohne angeblich schlecht schlafen konnte. Doch am 2.7. riskierte er seit Langem wieder einmal einen Blick auf die Waage. Nachdem er den Schock über seine desaströse Gewichtsbilanz verdaut hatte, stellte er den Genuss der flüssigen Kalorienbomben ein. Zumal er nach dem Weingenuss meist seinen inneren Schweinehund losgelassen und dem schlechten Gewissen dienstfrei gegeben hatte. Dies verhalf seinen Schlemmerorgien zu ungehindertem Zugang, besonders zur Kühlschranktür. Am Morgen nach der ersten Nacht ohne das im Blut kreisende Genussgift klagte er über Schlaflosigkeit. Ich ab ihn am nächsten Abend ein Glas Wasser mit 1 Teelöffel organischen Schwefel (MSM bzw. Methylsulfonylmethan), ½ TL Magnesiumcitrat und eine Messerspitze Borax. Diese Mineralsalze hatte ich noch über von meiner Schwefelkur aus dem Buch *WASSER VERBINDET DIE WELTEN, Kapitel: durch Wasseraktivierung und Nahrungsergänzung strahlend gesunde Menschen, Tiere und Pflanzen.*

Am nächsten Morgen begrüßte mich ein strahlender Mann: Ich hab bis 7 Uhr durchgeschlafen. Seither stehen die Mineralien auf dem Programm, die auch zur körperlichen Aktivität anzuregen scheinen. Oder gehört diese zum Speckrollenkampf?

Aber nun zum Fasten mit Spirulina. Immer wieder berichten meine Leser über ihre positiven Erfahrungen, die sie durch die Einnahme von Spirulina während des Fastens feststellen konnten. Sie fühlen sich mit der Alge auch nach mehreren Tagen ausgezeichnet. Früher waren sie beim Fasten ohne Spirulina hungrig und ohne Schwung. Das rührt daher, dass der Mikroorganismus den Nährstoffmangel beim Fasten mit unglaublich wenig Kalorien beheben kann. Beim Fasten fühlen Sie sich am besten, wenn Ihr Darm sauber ist. Wollen auch Sie Gewicht verlieren, ohne dass Ihnen die Angst vor negativen Auswirkungen auf die Gesundheit den Rücken hochkriecht, ist die Alge ideal. Da sie 60 % Eiweiß enthält, werden Sie nie mehr Energie in ihrem Leben haben, als in diesen 10 Tagen. Ihr Körper kann sich in Ruhe erholen und reparieren, denn Spirulina ist ganz besonders leicht verdaulich. Mir bekommt das Saftfasten mit Spirulina am besten. Es ist vor allem für Berufstätige ein praktikables Verfahren. Für eine Fastenspeise pürieren Sie 1 EL Spirulinamehl mit Apfelsaft oder Apfelstücke bzw. Banane oder wasserreichen Gemüsesorten mit etwas Wasser (siehe Rezeptteil). Die Smoothies entgiften und entschlacken. Dabei helfen sie den Zellen, sich zu regenerieren. Der hohe Eiweißgehalt in Spirulina bewirkt, dass die Schilddrüse den Stoffwechsel ankurbelt. Dies lässt die Fettpolster schmelzen. Neben den unzähligen Vitalstoffen der Algen liefern auch die frisch gepressten Säfte aus Obst und Gemüse wertvolle Enzyme, Vitamine und Mineralsalze.

Der US-amerikanische Geschäftsmann und Autor Norman W. Walker war ein Verfechter von Frischsaftkuren. Er genoss täglich frisch gepresste Säfte und führte sein hohes Alter von 99 Jahren darauf zurück. Er wäre wohl noch weit über 100 geworden, wäre er nicht infolge eines Unfalls gestorben.

Zum Entsäuern der Zellen eignen sich neben Spirulina auch die Frühjahrspflanzen, wie etwa Brennnessel, Bärlauch, Koriander, Labkraut, Löwenzahn und Wegerich. Auch einige basische Mineralstoffpräparate eignen sich zum Reinigen der Zellen. Ihr Körper ist dann gänzlich rein, wenn Ihr Schweiß und Ihr Urin nach Ihrer zuletzt genossenen Frucht riechen.

**Darm- und Leberreinigung:
Garant für Wohlgefühl und Heilung**

Ein entkrusteter Darm ist die Voraussetzung für die optimale Aufnahme von Spirulinas Wirkstoffen. Aber auch, wenn Sie sich krank fühlen und nichts zu helfen scheint, können Sie Ihren Darm mit Bittersalz, Flohsamenschalenpulver oder Einläufen säubern. Dafür trinken Sie eine Woche lang jeden Morgen 1 gestrichenen Teelöffel Bittersalz (Magnesiumsulfat) in ¼ l Wasser gelöst, ½ Stunde vorm Frühstück. In der 2. Woche jeden 2. Morgen, dann nur noch zweimal pro Woche und schließlich einmal. Nach diesen vier Wochen sollte der Darm gereinigt sein, und die blaugrüne Mikroalge kann zum Einsatz kommen. Danach gönnen Sie Ihrem Darm und noch mehr Ihrer Leber einige Kaffeeeinläufe. Der Kaffeeeinlauf gehört auch zur Gerson-Krebsdiät. Der Rohkostpionier Dr. Max Gerson entwickelte sie nach dem 2. Weltkrieg. Aber erst Prinz Charles machte sie weltweit bekannt, indem er öffentlich tägliche Kaffeeeinläufe als wirkungsvolles Mittel gegen Krebs anerkannte.

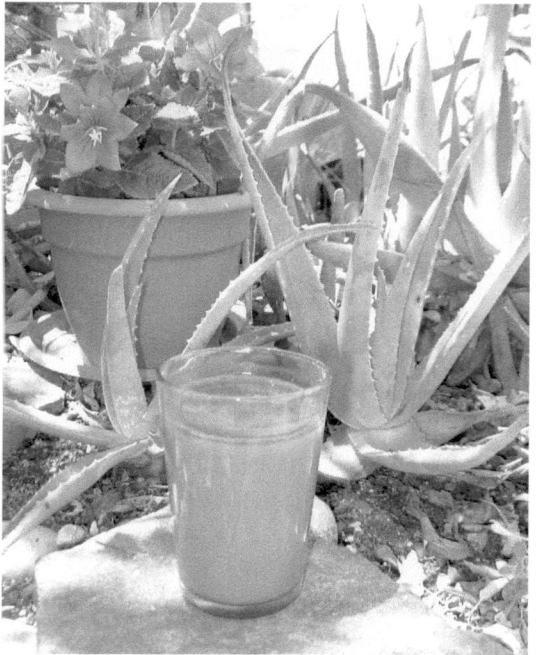

Kaffeeeinläufe helfen der Leber bei ihrer Entgiftungsfunktion. Sie kann damit mehr Toxine aus dem menschlichen Organismus in den Darm entsorgen. Denn die Bitterstoffe des Kaffees erweitern die Gallengänge, regen die Gallenproduktion an und lösen die Schadstoffe aus den Gallengängen der Leber. Dadurch verbessert sich die Leistung der Leber. Das heißt, sie kann jetzt effektiver Gifte und Stoffwechselabfälle filtern und somit für reines Blut sorgen. Eine eingeschränkte Leberfunktion kann enorme gesundheitliche Schäden verursachen. Wenn Sie etwa unter Allergie, Benommenheit, Darmkrämpfe, Depression, Durchfall, Magenleiden, Migräne oder Müdigkeit leiden, kann ein Kaffeeeinlauf rasch Ihre Beschwerden beseitigen. Und so können Sie es machen:

1 l Wasser zum Kochen bringen, 2-3 EL Biokaffee zugeben, 3 Minuten kochen lassen, danach 15 Minuten ziehen lassen. Kaffee durch ein feines Sieb gießen. Bis zu Körpertemperatur abkühlen lassen.

Den körperwarmen Kaffee können Sie nun rektal mit einer Klyso-Pumpe (Apotheke) einführen. Mit dieser Pumpe können Sie eine beliebige Menge an Flüssigkeit mit selbst reguliertem Druck schonend in den Darm einführen. Es entfällt das lästige Ein- und Ausführen der Klistierballspitze und das Nachfüllen der Flüssigkeit. Den Kaffee halten Sie nicht länger als 15 Minuten, aber mindestens 10 im Darm.

Um die Lactobakterien zu vermehren und den eventuell gereizten Darm zu beruhigen hilft ein Rektalimplantat mit 1 TL Spirulina und 1 EL Aloe vera Saft auf 1 Tasse Wasser im Schraubglas verschüttelt. Sie können auch 10 Tropfen 25%ige rechtsdrehende Milchsäuretropfen und Spirulina verwenden. Auch diese besiedeln den Darm neu mit diesen nützlichen Mikroorganismen. Auch Schafsjoghurt und in Maßen verzehrtes milchsaures Gemüse sanieren den Darm. Zur Anregung der Darmperistaltik führen wir täglich eine sanfte Darmmassage durch. Ein Getränk mit Flohsamenschalenpulver (FSP) am Abend bringt eine angenehme Ausscheidung. Wer Bittersalz nicht mag, kann auch mit FSP die Darmreinigung durchführen: 4 Wochen lang morgens, 1½ Std. vorm Frühstück, als Zwischenmahlzeiten und 1½ Std. nach dem Abendessen oder vorm Zubettgehen ein Esslöffel in ¼ Liter Flüssigkeit, gleich trinken oder 10 Minuten später als Grütze essen. Danach noch reichlich Wasser trinken. Siehe mein Buch *Psyllium - So bekommen Sie Ihr Fett weg*.

Energiegewinnung durch Regulationsmechanismen

Vor kurzem hat mich mein Autorenkollege Wolfgang Meyer über seine Erfahrung mit Energie- bzw. Regulationsmedizin aufmerksam gemacht. Diese basiert auf Verfahren der Raumfahrtmedizin. Im folgenden Video können Sie sich den fesselnden Vortrag von Prof. Dr. Enrico Edinger zu Gemüte führen:

http://www.inakarb.de/wp-content/uploads/2015/08/behandlungserfolge_und_technische_systeme.pdf

Der Erfolg der jungen Frau, der nach einem schweren Autounfall innerhalb von zweieinhalb Monaten wieder die Gesichtszellen vollständig nachgewachsen waren, wird Sie erstaunen (Seite 47.

Im Zusammenhang mit Spirulina interessiert allerdings mehr, dass über 90 % aller

Erkrankungen durch ein Ungleichgewicht des autonomen Nervensystems entstehen. Edinger sieht die Ursache in einem Adrenalinmangel. Dieser macht sich durch Müdigkeit, Benommenheit Antriebsschwäche und Konzentrationsstörungen bemerkbar. Das Stresshormon wird im Nebennierenmark gebildet und sorgt für Energie, Sauerstoffaufnahme und Fettabbau. Es reguliert die Durchblutung und Verdauung, steigert die Herzfrequenz und den Blutdruck und senkt die Schmerzempfindlichkeit. Wenn Sie also mit den typischen Burn-out-Symptomen und dem Gewicht zu kämpfen haben, ist die Spirulinaalge eine wahre Wunderwaffe. Denn Sie enthält alles in natürlicher Form, was zur Bildung von Adrenalin notwendig ist: Thyrosin, Phenylalanin, Vitamin C, Vitamin B6, Magnesium, Folsäure, Kupfer ...

Die Blaugrünalge reguliert und harmonisiert durch ihr Füllhorn an natürlichen Vitalstoffen alle Stoffwechselvorgänge im Körper, die Leber- und Darmfunktion, den Insulinspiegel, den Wasserhaushalt, den Fettstoffwechsel, das Hungergefühl, den pH-Wert, den Blutkreislauf ...

Wir wissen, dass synthetische Multivitamine mit Nebenwirkungen verbunden sind. Daher und aufgrund unserer vitalstoffarmen Nahrung kann ich nur zur Dauereinnahme einer exzellenten Spirulinasorte raten. Meine stark rauchende Freundin ist der beste Beweis dafür. Sie nimmt die Alge täglich seit fast 20 Jahren. Ihre beiden Schwestern sind Nichtraucher, die Ältere leidet an Nierenversagen, die Jüngere an Rheuma. Sie finden es ungerecht, wollen aber von Spirulina nichts wissen. Oder frei nach Goethe: *Die Botschaft hör ich wohl, allein mir fehlt der Glaube.*

Mit Licht und Liebe ins neue Zeitalter

Da ist ein Land der Lebenden und ein Land der Toten, und die Brücke zwischen ihnen ist die Liebe - das einzig Bleibende, der einzige Sinn.

Thornton Wilde

Beim Lesen des Buchtitels haben Sie sich vielleicht schon gefragt, was es denn mit dem neuen Zeitalter auf sich hat.

Am 31.12.2012 endete ein 400 Jahre dauernder Zyklus des Mayakalenders. Damit, so Felipe Gomez von der Mayaallianz Oxlaljuj Ajpop, beginnt ein neuer Zeitabschnitt, mit dem *große Veränderungen auf persönlicher, familiärer und gemeinschaftlicher Ebene* anstünden. Diese führten zu Harmonie und Gleichgewicht zwischen der Menschheit und der Natur.

www.welt.de/wissenschaft/article110247051/Maya-fordern-Ende-des-Weltuntergangskults.html

1950 erschien das Buch *Der Jüngste Tag* des deutschen Autors Paul Otto Hesse. Dort erfuhren wir zum ersten Mal etwas über den Photonengürtel und der begleitenden manasischen Strahlung. Ich las Ende der 80er Jahre in verschiedenen esoterischen Büchern über dieses Phänomen. So wie die Erde in 365 Tagen um die Sonne kreist, so kreise die Sonne mit ihren Planeten in 25.860 Jahren um die Zentralsonne Alkyone in der Konstellation der Plejaden. Bei dieser Umrundung sollen wir zweimal jeweils nach 10.500 Jahren Dunkelheit 2.000 Jahre des Lichts und der Liebe passieren. Diese Perioden seien von den Weisen der Antike als *Goldenes Zeitalter* bezeichnet worden. Solch ein Lichtzeitalter des Christusbewusstseins stehe uns bevor, manche sagen, wir befänden uns bereits darin.

Bei all der Machtbesessenheit, Brutalität und Korruption kaltherziger Herrscher, den Betrügereien und der Gier von Bankern und Industriemanagern sind da wohl Zweifel angebracht. Auch dürfte beim Konzept vom Trennen der Spreu vom Weizen die Frage erlaubt sein: Wer entscheidet über brauchbar und unbrauchbar?

https://en.wikipedia.org/wiki/Photon_belt

Dass uns ein neues Goldenes Zeitalter bevorsteht, kann ich Ihnen kaum versprechen. Aber wenn den Menschen endlich klar wäre, dass wir eins sind, ob schwarz, weiß, rot, gelb, arm oder reich, könnte das ein Beginn sein. Folgendes Video *Raw Footage* von Michael Tellinger liefert Beweise dafür, dass alle Menschen in Südafrika geklont wurden. Wozu also die Rassenkonflikte?

https://www.youtube.com/watch?v=yHu1x0k8T-0

Die Esoterik sollte als Grenzwissenschaft genauso hoch eingestuft werden, wie etwa die ebenso wenig bewiesene Stringtheorie. Diese besagt *Teilchen sind keine Teilchen mehr, sondern nur noch sogenannte Schwingungen der Raumzeit.*

http://sheol.org/stringtheorie-einfach-erklaert/

Wir sehen daran, dass die Übergänge zwischen Wissenschaft und *Außenseitertheorien* fließend sind. In meinem Buch *Wasser verbindet die Welten* stelle ich neue, ebenso unerklärte Energietechnologien und ihre Erfinder vor. Es sind materielle Nachweise für die Existenz des Geistes. Und wenn etwas funktioniert, kann es nicht gegen physikalische Gesetze verstoßen. Quantenphysiker haben ja auch bewiesen, dass die Welt der Tat und des Stoffs Energie bzw. Geist ist. Jedes Gefühl, jeder Gedanke, jedes Wort und jede Tat ist Energie. Was wir denken, empfinden, reden oder schreiben ist die Saat im Acker unseres Lebens. Die Jahre des Lichts können wir dann genießen, wenn die nach kurzfristigen Gewinnen Greifenden begreifen, dass sie am Ende mit den von ihnen verursachten Schäden selbst leben müssen. Wenn ihnen bewusst wird, dass Reinkarnation und Karma kein esoterisches Blabla ist. Dazu empfehle ich Dethlefsens Buch *Schicksal als Chance*, in dem er einleuchtend die Esoterik als *unwissenschaftliche Art, die Wirklichkeit zu betrachten* erklärt. Oder, wenn Sie es unterhaltsamer mögen, können Sie sich meinen autobiografischen Roman *Familien-Code - der Tod ist keinesfalls das Ende* zu Gemüte führen. Die Wiederverkörperung dient der Vervollkommnung der Seele. Sie steht im Zusammenhang mit dem von Paulus im Galaterbrief vermerkten *Gesetz von Saat und Ernte*. Jesus erläutert vergangene Inkarnationen so: *Heute, wenn Ihr Euer Ebenbild seht, freut Ihr Euch. Wenn Ihr aber Eure Bilder seht, die vor Euch geworden sind, wie viel werdet Ihr ertragen?* (Thomasevangelium, Vers 84).

Heutzutage sagen wir zu dem universellen Gesetz von Ursache und Wirkung, das Karma schlägt zurück. Nach diesem Gesetz gibt es keine Schuld, die wir einem anderen zuschieben können. Es gibt auch keinen Zufall und kein Glück. Es gibt nur Ursache und Wirkung. Diese können viele Jahrhunderte und Verkörperungen auseinanderliegen. Glück, Pech und Zufall zeigen nur das noch nicht erkannte Gesetz an. Ich wünsche Ihnen, dass Sie sich das Wissen zugänglich machen, das schon immer da ist. Und ich wünsche uns allen, dass wir in Liebe, Freiheit, Einigkeit und Würde leben können. Dazu gehört, dass alle Menschen ein Dach überm Kopf und Kleidung haben und weder hungern noch frieren müssen. Dies ist mit Auftriebskraftwerken, Magnetmotoren, Wasserautos und anderen in *Wasser verbindet die Welten* vorgestellten Raumenergieverfahren möglich. Machen Sie Ihre Volksvertreter darauf aufmerksam. Verlangen Sie keine alternativen Energieformen, wie Wind- oder Solarkraft, die müssen alle wieder abgebaut werden, weil wir sie sehr bald nicht mehr brauchen. Fordern Sie Raumenergiekonverter, d. h. freie Energie für alle. Sie können sich auf dem Internationalen Freie-Energie-Kongress vom 10.-11.9.2016 selbst von dem bevorstehenden Paradigmenwechsel in der Energieversorgung überzeugen. Der Jupiter-Verlag veranstaltet diese Seminare jeden Herbst.

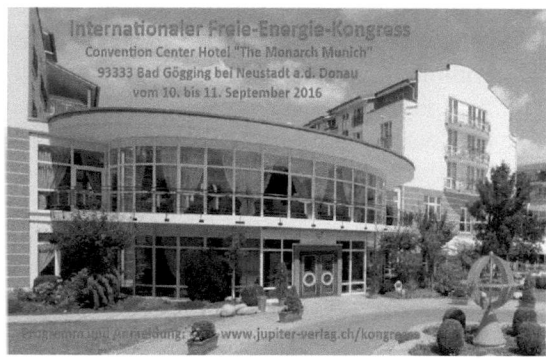

Auch im vom Jupiter-Verlag verlegten *NET-Journal*, der einzigen deutschsprachigen Zeitschrift, die sich speziell mit unkonventionellen neuen Energietechnologien befasst, können Sie sich informieren.

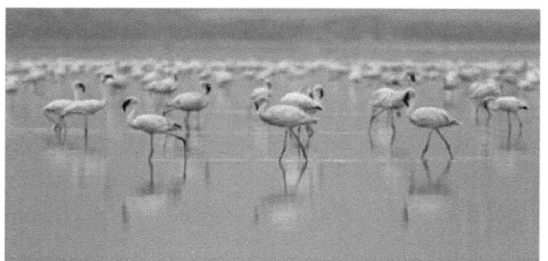

III. SPIRULINA PLATENSIS

Was ist Spirulina?

Wer den vielversprechenden Mikroorganismus bisher zu schätzen gelernt hat, wird sich ihn genauer anschauen wollen. Folgend seine Abstammung:

Die Klassifikation von Spirulina

Gruppe 11	Oxigenisch-phototrop. Bacteria
Familie	Cyanobacteria
Ordnung	Oscillatoria (Untergruppe 3)
Gattung	Spirulina
Spezies	Platensis

Der korrekte Name des früher als Blaualge bezeichneten spiralförmigen Winzlings ist *Arthrospira platensis*. Doch wird er meist nur noch als *Spirulina platensis* bezeichnet. Auf den warmen alkalischen Seen subtropischer Breiten bilden die gedrehten Fäden einen im Sonnenlicht fluoreszierenden blaugrünen Teppich und dienen Fischen und Vögeln als Hauptnahrungsmittel. Die bezaubernden Flamingos, die in der Umgebung ostafrikanischer Sodaseen leben, verdanken Spirulina ihre rosa Farbe. Die dafür verantwortlichen 4 % Carotinoide in Spirulina sind durch das blaue Pigment Phycocyanin und das grüne Chlorophyll verdeckt. *Auf dem Scheitelpunkt zwischen Pflanze und Tier* werden die Cyanobakterien als der Pflanze ein wenig höher gestellt betrachtet, da sie keinen echten Zellkern und keine pflanzentypischen harten Zellwände besitzen. Die einzelligen Biokraftwerke benötigen Sonnenlicht zur Nutzung des organischen Kohlenstoffs. Je größer die Lichteinwirkung, desto schneller und größer wachsen sie. Die zylindrischen Zellen werden bis zu einem Millimeter groß und können daher mit dem bloßen Auge noch gesehen werden. Sie vermehren sich auf ungeschlechtlichem Wege durch einfache Abschnürung der Fäden, also durch einfache Zellteilung ohne DNS-Duplikation. Spirulinas Chlorophyll ist das gleiche wie das der Pflanzen, nur ist es überall in der Zelle verteilt und nicht wie bei Grünpflanzen nur auf den Chloroplasten beschränkt. Spirulina gedeiht am besten in sehr warmen alka-

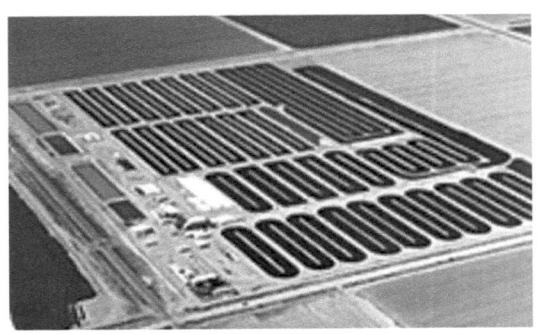

lischen Seen (35-40 Grad Celsius) mit einem Salzgehalt von 15 bis 20 Prozent (Meerwasser enthält nur 3 %) und einem pH-Wert von 8-11. Anderen Organismen ist dieses Milieu zu salzig und zu heiß. Dadurch kann Spirulina einen hygienischen Zustand bewahren; ein Grund, weshalb Blaualgen sich von der Erdfrühzeit bis heute erhalten konnten. Sie halten neben Extremtemperaturen auch radioaktiven Strahlen stand. Zwar vermehren sie sich unter extremen Bedingungen kaum, leben aber weiter. In kaltem Milieu gleichen Spirulinas Fäden Würmern, in Heißem sind sie wie ein Schraubengewinde aufgedreht. Sie reagieren umgekehrt zu uns. Wir ziehen uns zusammen, wenn wir frieren, und rekeln uns in der warmen Sonne. Wir brauchen Sauerstoff, die Algen setzen ihn frei. Sie benötigen CO_2, wir atmen es aus. Stark gewickelt vermehren sich die Winzlinge am schnellsten und verdoppeln ihre Biomasse in 2 bis 5 Tagen. Es wäre somit leicht möglich, in jedem Ort der Dritten Welt Salzwasserbecken anzulegen und dem Welthunger ein Ende zu bereiten! Auch in unseren Breiten könnten solar, besser noch mit Raumenergie beheizte Spirulinabecken überall dort für Nahrung und bessere CO_2-Verhältnisse unserer Atemluft sorgen, wo die Sonne fleißig scheint.

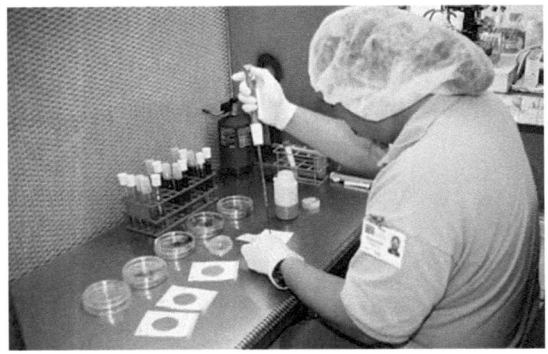

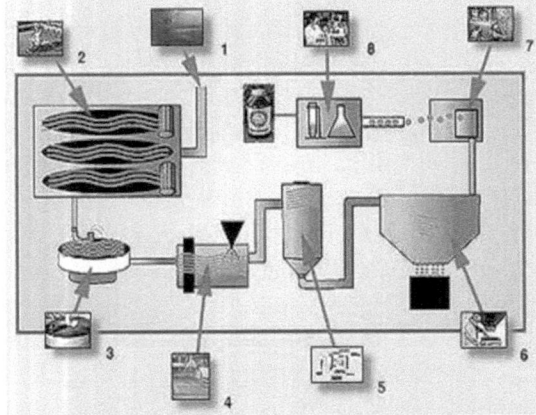

1. Tiefsee-Ressource
2. Zuchtbecken
3. Separationssektionen
4. Vakuum-Waschsystem
5. Ozean-Kalttrocknen
6. Fertigpulver
7. Kaltkompressionstablettierung
8. Extensive Qualitätsanalyse

Geschichte des ältesten Nahrungsmittels

Vor rund 3,6 Milliarden Jahren sollen Blaualgen begonnen haben, die Sauerstoffatmosphäre unseres Planeten zu erschaffen. Ihr blaues Pigment stellt offenbar den gemeinsamen Ursprung des Lebens von Pflanzen und Tieren einschließlich des Menschen dar. Denn die Molekularstruktur dieser in Spirulina mit bis zu 15 % enthaltenen Phytochemikalie weist sowohl Magnesium als auch Eisen auf. Sie geht somit dem Chlorophyll und dem Hämoglobin voraus.

Vorläufer der Spirulina *platensis* spalteten mittels Sonnenlicht Wassermoleküle, um von den umgebenden Mineralien und Gasen Nahrung herzustellen: Kohlendioxid (CO_2) verarbeiteten sie zu Kohlenhydraten, Stickstoff zu Aminosäuren und Protein. Bei diesem Prozess der Nahrungsmittelproduktion setzten sie Sauerstoff frei und schufen so ein lebensfreundliches einheitlich geordnetes Ganzes.

Blaugrüne Algen bilden also ein Recyclingsystem mit Menschen und anderen Aerobiern. Wie bereits erwähnt, benötigen von Sauerstoff abhängige Tiere Sauerstoff und geben CO_2 in die Atmosphäre ab!

Die Maya und Azteken des antiken Zentralamerikas schätzten die stärkende und regenerierende Wirkung von Spirulina und verwendeten sie täglich in ihrer Nahrung. Mit Körben schöpften sie den grünen Schlackenschaum aus dem seichten Tschadsee. Einige Spirulinaforscher sind der Auffassung, dass die an Felsen und Böden Krusten bildenden Flechten das in der Bibel erwähnte Manna ist. Gott soll diese Symbiose aus Pilz und blaugrüner Alge den Israelis gegeben haben, als sie in der Wüste hungerten. Die Geschichte liefert zwei

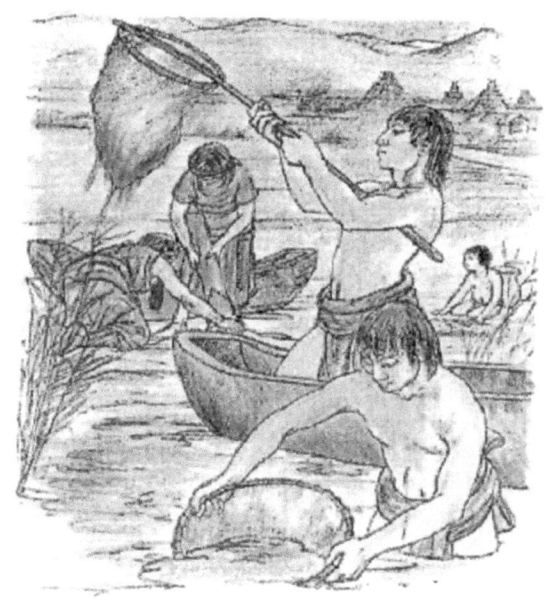

Dutzend konkretere Beispiele dieser Eiweiß- und Vitalstoffquelle, die in Suppen, Soßen oder als Brotaufstrich verwendet wurden:

Als die spanischen Eroberer 1521 in das Aztekenreich (Mexiko) eindrangen, fiel Bernal Diaz del Castillo, einem Mitglied der Truppen von Hernán Cortés, Folgendes auf: Die Eingeborenen ernährten sich von breiigen Massen, Mais, Bohnen und einer grünen Substanz. Diese nannten sie *Tecuitlatl* und schrieben ihr eine geheimnisvolle, heilende und stärkende Wirkung zu. 1827 isolierte J. P. Turpin den blaugrünen Mikroorganismus, Lothar Geitler klassifizierte ihn. Doch erst 1940 berichtete der Phykologe Pierre-Augustin Dangeard und 1964 der Botaniker Jean Leonhard über die Gepflogenheiten des Kanembuvolkes: Sie schöpften den seltsamen blaugrünen Schaum von der Oberfläche des Tschadsees und ließen ihn zu Kuchen trocknen. 1967 wurde Hiroshi Nakamura auf die vom *French National*

Petroleum Center geleiteten Spirulinaprojekte aufmerksam. Er war schon lange an Algen als Eiweißquelle für die hungernde Welt interessiert und daher von der Verwendungsvielfalt dieser besonders hochwertigen Art begeistert. Nakamura und sein japanisches Team sowie sein amerikanischer Kollege Christopher Hills wurden Pioniere in der Spirulinaforschung. Wie erwähnt, sind Japaner weltweit führend im Konsum des *Grünen Goldes* und leben wohl deshalb länger als die Bewohner anderer Industrienationen. Immerhin waren es friesische Bäcker, die bei uns mit dem Backen herzhafter Spirulinabrötchen begannen, die reißenden Absatz fanden.

• Aus dem blauen Farbstoff Phycocyanin hat sich vermutlich das Leben von Pflanzen und Tieren entwickelt.

• Blaualgen stellten die ersten Lebensmittel her: Aus Kohlenstoff entstanden via Fotosynthese Kohlenhydrate, aus Stickstoff Aminosäuren und Protein.

• Cyanobakterien benötigen CO_2 und setzen Sauerstoff frei. Sie bilden ein Recyclingsystem mit sauerstoffabhängigen Lebewesen.

• Das Überleben vom Präkrambrium bis heute verdanken die Mikroorganismen ihrer Toleranz gegenüber extremen Temperaturen, hohem Salzgehalt, Giftgasen und sogar radioaktiver Strahlung.

• Die Maya und Azteken verwendeten Spirulina in Mais- und Bohnengerichten zur Stärkung und Regeneration.

• 1827 von einem Deutschen entdeckt und benannt, zog die Mikroalge erst 140 Jahre später die gebührende Aufmerksamkeit auf sich.

• Hiroshi Nakamura und Christopher Hill sind die Pioniere der Spirulinaforschung.

Vision und Notwendigkeit

Als intelligente Wesen sehen wir es als unsere Aufgabe, Schöpfungsprozesse auf unserer Existenzebene in Gang zu setzen. Dabei erhalten wir Hilfe durch sogenannte *Zufälle*. Beim Kreieren unseres *Himmels auf Erden* erhalten wir Beistand bei Problemlösungen und aktivieren so allumfassende Schöpfungsvorgänge. Bitten wir um eine Zukunft, in der alle Lebewesen saubere Luft atmen, in artgerechten Behausungen leben und keinen Hunger leiden, erfüllen wir ein allgemeines Bedürfnis. Wenn wir gemäß unserer geistigen Gaben kreieren, statt unseren Elan verschwenden, um gegen etwas zu kämpfen, sparen wir Zeit, Geld und Energie. Besser ist, wir besinnen uns auf die Heil-, Putz- und Schönheitsmittel der Natur, statt unser Grundwasser übers Abwasser mit Haushaltschemie, Kosmetika und Arzneien zu versuchen. Wollen wir unsere Umwelt schützen, nutzen wir besser unsere Macht als Konsumenten. Wir können die bereits existierende Raumenergiekonverter fordern und umweltfreundlich und human geführte Unternehmen unterstützen. Damit stellen wir Weichen für bessere Perspektiven. Setzen wir auf umweltschonende Energien, muss kein Volk das andere um seine Bodenschätze beneiden. Keine Regierungen müssen Kriege um Ressourcen führen oder andere Länder terrorisieren, besetzen und ausbeuten. Wir können alle an der Erschaffung einer besseren Zukunft mitwirken!

Spirulinaträume, die in wenigen Jahren wahr werden wollen:

• In Dörfern armer Länder sorgen vermittels Raumenergiekonverter betriebene Spirulinafarmen dafür, dass die Bewohner satt und mit allen wichtigen Nährstoffen versorgt werden.

• Ärzte verschreiben im Sinne von Hippokrates Spirulina und andere Naturheilmittel zur Verbesserung der Gesundheit.

• In Kindergärten und -tagesstätten gibt es oft leckere Spirulinagerichte. Daher sind hyperaktive oder depressive Kinder eine Seltenheit.

• In Seniorenwohn- und -pflegeeinrichtungen wird das *Grüne Gold* zur Stärkung der Abwehr- und Nervenkraft täglich verabreicht.

• Zum Ausgleich eines Mangels an Nährstoffen wird vielen Lebensmitteln das Mehl des blaugrünen Lichtträgers zugesetzt.

• *Fastfood*-Restaurants überbieten sich gegenseitig mit wohlschmeckenden Spirulina-, Grünkern-, -Bohnen- und -Gemüseburgern.

• Durch den abwehrstärkenden Tierfutterzusatz Spirulina wird der Arzneimitteleinsatz bei Nutz- und Schlachttieren reduziert.

• Spirulina dient als Wasserstofflieferant für Brennstoffzellen. Die Fette der mit Industrieabgasen gefütterten Algen werden mit Methanol zu Biodiesel umgewandelt. Der Bio-Sprit muss kein Lebensmittel mehr verteuern.

• Spirulina-Biogasanlagen versorgen Häuser mit Strom und machen uns von den Multis unabhängig. AKWs werden weltweit überflüssig. Kein Öl von lecken Bohrlöchern und verrosteten Tankern verseucht mehr die Meere.

• Global verwandeln Spirulinakulturen etwa in Airliftreaktoren organische Abfallstoffe in wertvolle Biomasse, wie Nahrung, Tiernahrung, Heilmittel, Sprit.

• Wir verwandeln abfällige Gedanken in positive und unterdrückende Regime in demokratische. Alle Menschen wirken am Wohl aller Lebewesen mit.

• Isolierte aktive Bestandteile der Alge dienen zur Herstellung fast aller Arzneimittel.

• Ihre aufheiternde Wirkung macht Spirulina zur Wunderpille unserer schönen neuen Welt.

Spirulinas Verwendungsvielfalt im Überblick

- zur Beseitigung des Welthungers sowie zur Vorbeugung von Kindersterblichkeit und Erblindung aufgrund von Vitamin-A-Mangel

- als Nahrungsergänzung zum Vorbeugen von Krankheiten

- als Nahrungszusatz für Haus-, Nutz- und Zuchttiere sowie zur Intensivierung der Farbe von Fischen und exotischen Vögeln

- als natürliche Lebensmittelfarben dienen die extrahierten blauen und grünen Pigmente Phycocyan und Chlorophyll

- als leicht zu lagerndes Überlebensmittel für Krisenzeiten

- im Allprogramm der NASA: als Ernährung für Astronauten, zur Luftreinigung und Umwandlung von Abfällen und Ausscheidungen

- zur natürlichen Düngung von Nutz- und Zierpflanzen

- zum Herstellen von Plastiktüten

http://bizforward.de/consumer-trends/bio-plastik-aus-algen-die-geniale-erfindung-von-remy-lucas/

- als natürliche Kosmetik zur Verbesserung der Hautstruktur (z. B. mit Wasser für Masken oder als Zusatz in Cellulite- oder Gesichtscremes)

- als Biosprit

www.pm-magazin.de/a/engie-aus-zucht-algen

Der *Zufall* als Mutter der Mikroalgenzucht

Mitte der 1940er Jahre entdeckten einige Arbeiter bei der Sodaproduktion am Texcoco-See nördlich der Stadt Mexiko zufällig die Spirulinakultivierung. Sie legten ein Ersatzbecken an und befüllten es mit Salz angereichertes Flusswasser. Hier wuchsen die Algen üppiger als auf dem See. So kamen sie der Spirulinazüchtung auf die Spur. Der Texcoco-See ist mittlerweile ausgetrocknet. Die bekanntesten Seen, in denen heute noch 35 Arten von Spirulina gedeihen, sind der Tschadsee in Zentralafrika, die kenianischen Seen Nakuru und Turkana sowie der Aranguadi See in Äthiopien. Die von diesen Seen stammenden Kulturen werden in Glasbehältern aufbewahrt und bei Bedarf in mit lebensmittelechter Kunststofffolie ausgekleidete Becken befördert. Seit den 1960er Jahren nimmt die Produktion der Alge erheblich zu. Immer mehr Menschen auf der Erde erkennen den Vorteil dieser Nahrungsergänzung. Zu den produktivsten Züchtern zählen die Farmen auf Hawaii, Hainan, Taiwan und in Südkalifornien. Hier wird die Spirulina, wie bei den Großfarmen üblich, mittels Schaufelräder vorsichtig durchmischt.

In den Anden erfolgt der Anbau in geringer Wassertiefe mittels schiefer Ebene. In der modernen Algenproduktionsanlage in Klötze in der Altmark gedeihen die Organismen in kilometerlangen Glasrohren, im niedersächsischen Bassum in Schlauchinkubatoren. Weltweit produzieren die Spirulinafarmer über 12.000 Tonnen Trockenmasse pro Jahr. Anfang dieses Jahrhunderts waren es weniger als 5.000 t.

Wenn wir Spirulina in der Landwirtschaft oder zu Hause züchten wollen, hilft Jean-Paul Jourdans ausführliches Handbuch. Er beschreibt die Produktion der Cyanobakterien verschiedener Maßstäbe unter veränderten materiellen und klimatischen Bedingungen. JPJ entwickelte kleinere Projekte zur Spirulinakultivierung in Europa und Afrika.
antenna.ch/en/documents/Jourdan_UK.pdf

Jourdan erklärt die großen Qualitätsunterschiede. Einige asiatische Firmen entnehmen das für Heilerfolge wichtigste Pigment Phycocyanin und verkaufen es an Lebensmittelproduzenten als Lebensmittelfarbe. Den beraubten Rest bieten sie günstiger an, um auf dem Weltmarkt konkurrenzfähig zu sein. Aus diesem Grund plädiert Jourdan dafür, dass der Phycocyanin-Gehalt auf dem Etikett steht. Ordern Sie eine Analyse!
www.berrysmith.org/news/spirulina-expert-jean-paul-jourdan

Folgende Links zeigen kleine Treibhausproduktionsanlagen. Vielleicht bekommt der eine oder die andere meiner Leserschaft Lust, mit einer solchen Spirulinaminifarm autark zu werden.
www.smartmicrofarms.com/slideshows/olympia-microfarm/
www.spirulinasource.com

Das Wasser, in denen die Kulturen gediehen, enthält primär Soda (Natriumcarbonat), Stickstoff, Phosphor, Eisen und weitere Mineralien sowie Spurenelemente. Die Becken können mit diversen Mineralstoffen *gedüngt* werden. Neben J.P. Jourdan gibt es in Südfrankreich noch mehr als 100 Spirulinaheimzüchter. Es ist auch ein Franzose, dem es gelang, 100 % biologisch abbaubares Plastikgranulat aus Algen herzustellen. Hier nochmals der Link:
http://bizforward.de/consumer-trends/bio-plastik-aus-algen-die-geniale-erfindung-von-remy-lucas/

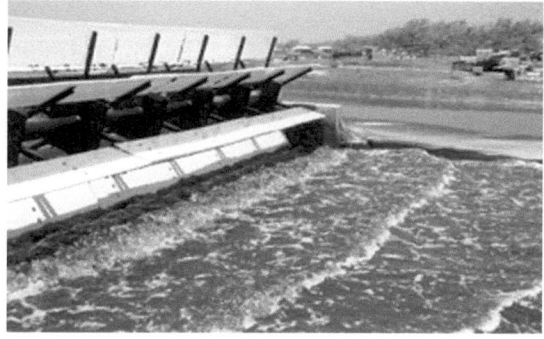

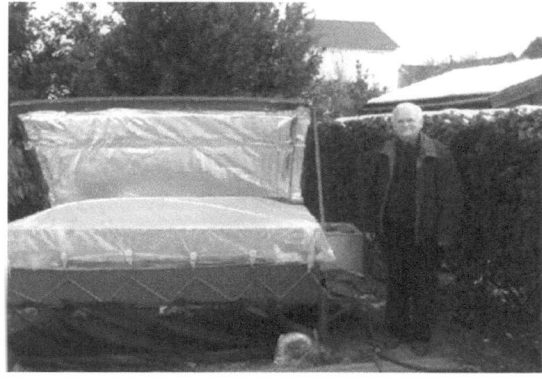

Die Schulmedizin und Pharmakonzerne bzw. deren Lobbyisten und Trolle verwechseln liebend gern *Spirulina platensis* mit der ebenso blaugrünen Alge *Aphanizomenon flosaque* (*AFA*). Letztere wächst natürlich im Klamath Lake in Oregon. Dagegen wird Spirulina, um den bestmöglichen hygienischen Standard zu gewährleisten, in mit lebensmittelechter Folie ausgekleideten Becken gezüchtet. So sind sie im Gegensatz zur AFA-Alge vor Mikrocystinen und anderen Verunreinigungen geschützt.

Wie die Spirulinakultur auf Hawaii wird die AFA-Kultur mit Mineralien und Spurenelementen von Vulkangestein gedüngt. Die mir bekannten Konsumenten der wild wachsenden blaugrünen Alge nehmen beide Arten, Spirulina täglich und AFA kurmäßig, wenn sie noch mehr Energie brauchen (Simonsohn 2000).

Die Ernte

Bei günstigen Wetterbedingungen ernten die Arbeiter wöchentlich. In den einzelnen Becken durchmischen sie die Kulturen reihum. Da es nur eine Filteranlage gibt, pumpen sie die Becken nacheinander ab, jedoch nur zu zwei Dritteln. Der Rest der Kulturen verbleibt zur Vermehrung der nächsten Generation. Das aufgefangene Wasser fließt wieder in die gleichen Becken zurück. Die hauchdünnen Spiralfäden werden mit feinen Gittersieben aus rostfreiem Stahl gefiltert. Beim Ernten mit Stahlnetzen reinigen die Arbeiter die Algen mehrmals mit Frischwasser und konzentrieren sie danach mittels vibrierender Siebe.

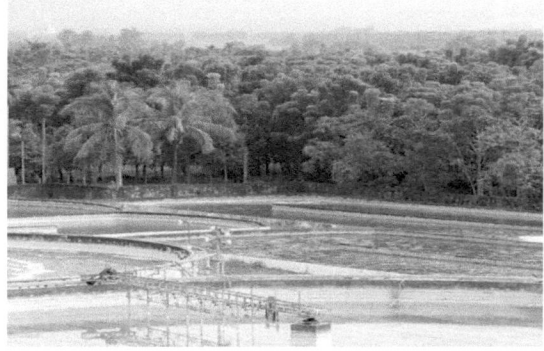

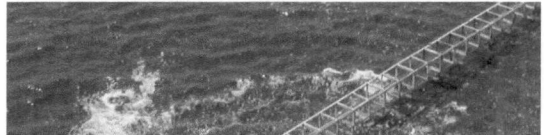

Das Trocknen

Früher wurde Spirulina gefriergetrocknet und war zu lange dem Sauerstoff ausgesetzt. Dies führte zu Qualitätseinbußen. Heute trocknen große Spirulinaproduzenten üblich im Sprühtrockner. Die Kultur wird in der Regel durch Gittersiebe gefiltert. Danach kommt die gesammelte Algenmasse auf vibrierende Siebe, wo sie weiter konzentriert wird.

Zum Schluss wird das Konzentrat auf einem Vakuum-Förderband-Filter weiter entwässert. Die endgültige Paste besteht aus 15% fester Biomasse.

Das aus dem Trockner kommende Algenmehl wird sofort vakuumverpackt und zum Verschiffen gebracht.

Das Pressen der Tabletten

Beim Herstellen von Presslingen gibt es enorme Qualitätsunterschiede. Oft werden Tabletten mit billigen Bindemitteln auf schnell laufenden Maschinen in Formen gepresst und heiß ausgeworfen oder vorm Pressen mit Granulat verrührt. Damit wird das Algenkonzentrat längere Zeit dem Sauerstoff ausgesetzt. Bei solchen Verfahren müssen wir mit Einbußen von bis zur Hälfte des Carotingehalts rechnen. Kaufen wir also besser Pulver bzw. keine billigen Tabletten, sondern achten wir auf Qualität.

• 35 Arten von Spirulina wachsen in Salzseen subtropischer Breiten. Von dort stammen die Kulturen, die in Becken gezüchtet werden.

• Die Kulturen werden gewöhnlich mit verschiedenen Mineralien angereichert.

• Langsames Trocknen an der Luft schont hitzeinstabile Vitalstoffe.

• Spirulina von optimaler Qualität ist im Geschmack angenehm.

• Billig gepresste Tabletten haben einen geringeren Vitalstoffanteil als Qualitätsware.

Empfehlungen zur Einnahme

Wenn Sie Spirulina als Nahrungsergänzung nehmen, genügen täglich 3 x 2 Tabletten.

Wollen Sie Ihr Gewicht reduzieren, ersetzen Sie mindestens eine Mahlzeit mit einem Spirulinadrink aus dem Rezeptteil, mit einem Esslöffel Pulver. Oder 1 EL einfach in Apfelbrei, Frucht- oder Gemüsesaft einrühren. Wollen Sie zunehmen, nehmen Sie Ihre Ration nach der Mahlzeit. Sofern Sie weder nachweislich krank sind, noch sich ganz gesund fühlen, da Sie evtl. an einem schwer aufzuspürenden Mangelsyndrom leiden, können Sie mit 20 Tabletten oder 2 Teelöffel Algenmehl pro Tag Ihre Nährstoffharmonie, Vitalität und Leistungskraft wieder finden. Sind Sie krank und wollen Spirulinas heilende Wirkung unter Beweis stellen,

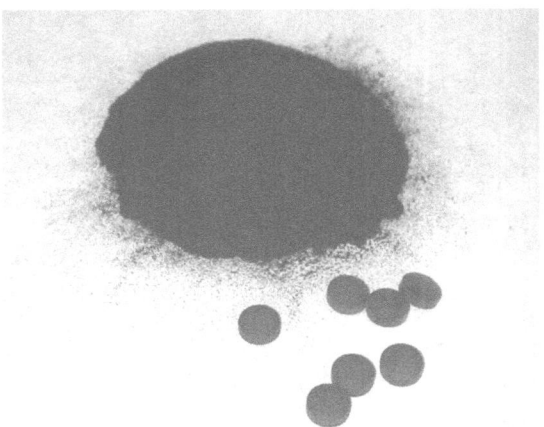

können Sie Ihrem Körper täglich 3 gehäufte Teelöffel bis Esslöffel oder 30-60 Tabletten gönnen. Ob Sie das Algenkonzentrat in Pulverform, oder als Tabletten zu sich nehmen, liegt ganz bei Ihnen. Am besten verzehren Sie es in 1 bis 2 Portionen als Zwischenmahlzeit. Ich mische das Mehl mit gleicher Menge geriebener Mandeln oder Kokosnuss bzw. Chufa-Nüsschen, da es sich so besser mit Flüssigkeiten verbindet. Davon nehme ich 1 bis 2 Esslöffel in Aprikosen- oder Apfelsaft. **Wichtig:** Wenn Sie unter Schmerzen, Depression, Diabetes oder Bluthochdruck leiden, wäre es besser, das *Grüne Gold* regelmäßig über den Tag verteilt zu konsumieren. Neigen Sie dazu, das Einnehmen von Tabletten zu vergessen, verwenden Sie besser das grüne Mehl in Saft, Brühe oder Brei. Der Hunger wird Sie stets daran erinnern, mal schnell eine halbe Avocado mit Algenmehl, eine grüne Brühe oder Fruchtschnitte zu verzehren. Als Getränkezusatz oder in eine Banane gedrückt, geht die Zubereitung dieser köstlichen Zwischenmahlzeiten fast so schnell wie das Füllen eines Wasserglases und das Abzählen der Tabletten. Wegen neuer Erkenntnisse bezüglich blockierender Vitamin-B$_{12}$-Analoga kombinieren Sie Spirulina besser nicht so oft mit anderer Vitamin-B$_{12}$-haltiger Nahrung.

Werden Sie durch Krankheitszeichen daran erinnert, dass dem Körper etwas fehlt, z. B. wenn der Kopf schmerzt, die Augen brennen oder der Hals kratzt, nehmen Sie einige Tabletten mit Wasser. Wenn Sie diese lutschen, können Spirulinas wertvolle Wirkstoffe mit dem Speichel vermischt besonders schnell über die Mundschleimhaut ins Blut gelangen. Meine allergische Reaktion auf Katzenhaare ist auf diese Weise nach 3 bis 4 Minuten schon wieder verschwunden.

- Als Nahrungsergänzung bei ausgewogener Kost 3 x 2 Tbl. oder 3 x ¼ TL Pulver; bei einseitiger Ernährung die 2 bis 3-fache Menge
- Zur Gewichtsreduktion 9-14 Tabletten oder 1 TL Pulver 1 Std. vor der Hauptmahlzeit mit ½ Liter Flüssigkeit
- Bei Unwohlsein 20 Spirulinatbletten oder 2 Teelöffel Algenmehl pro Tag
- Im Krankheitsfall 3 gehäufte Teelöffel bis Esslöffel oder 30-60 Tabletten

Welche Reaktionen können vorkommen?

Spirulina ist ein Lebensmittel bzw. ein natürliches Nährmittel und kein chemisches Präparat. Eventuelle Nebenwirkungen des täglich verwendeten Algenkonzentrats sind daher generell positiver Art: Sie zeigen die Ausscheidung von Giften an. Das könnte Unwohlsein verursachen. Deshalb ist es ratsam, wenn Sie sich ganz langsam an die Vitalstoffbombe gewöhnen. Aufgrund des hohen Reinigungseffekts kann es anfänglich zu Blähungen, Darmwinden, Durchfällen oder Schwindel kommen. Daher ist es besser, in den ersten drei Tagen nur 3 mal 1 oder sogar nur je eine halbe Tablette einzunehmen und die Dosis alle drei Tage, um eine bzw. ½ zu erhöhen. Um den Entgiftungsprozess zu fördern, wäre es angezeigt, täglich 6 bis 8 Gläser reines Wasser ohne Kohlensäure zu trinken. (Meyer 2016)

Selbst wenn anfangs keine Nebenwirkungen auftreten, kommt es nach einigen Wochen häufig zu ganz natürlichen Reaktionen. Denn, sofern Sie mindestens 3 Tabletten pro Tag über 4 bis 6 Wochen nehmen, werden in dieser Zeit die Abwehrkräfte bereits spürbar aufgebaut sein. Das bedeutet, dass die nun gestärkten und zum Schlag ausholenden weißen Blutzellen aggressive Fremdkörper und Krankheitskeime unschädlich machen. Dadurch wird das Blut mit sämtlichen Trümmerteilen der Abwehrschlacht, also mit abgestorbenen Erregern und neutralisierten Schadstoffen, überschwemmt. Die Abwehrleichen dieser Antigen-Antikörper-Reaktion (Immunkomplexe) müssen beseitigt werden, da es sonst zu Immunkomplexkrankheiten, wie z. B. Autoimmunkrankheiten, kommen kann. Also noch mehr reines Wasser trinken! Am besten Sie schaffen sich ein gutes Gerät zur Veredlung des Leitungswassers an, damit Sie es wie personalisiertes Quellwasser genießen können. (Meyer 2016)

Natürlich geht der Abwehrkampf nicht unbemerkt vonstatten, und Sie werden Reaktionen haben. Psychisch sind Sie zwar voll auf der Höhe. Aber Sie können häufige Ausscheidungen, Schweißausbrüche und Husten haben. Die Nase kann laufen und der Hals kratzen. Doch diese Reaktionen sind positive Zeichen der Heilung. Sind Ihnen diese Zusammenhänge unklar, könnten Sie trotz aller anfänglichen Begeisterung über Spirulinas positive Wirkungen sagen: *Das Zeug hilft auf Dauer gar nicht, denn ich hab schon wieder eine Erkältung.* Nun heißt es, durchhalten, denn diese Symptome sind ganz normale Reaktionen auf den durch die Alge eingeleiteten Reinigungsprozess. Er tritt gewöhnlich nach 4-6 Wochen ein und kann mit Grapefruitkernextrakt, H_2O_2, Silberionen (CS), Cranberrys, Papaya, Ananas, Lapachotee und vor allem mit viel reinem Wasser unterstützt werden.

Nach dem Heringschen Gesetz kommt jede Heilung zunächst einmal von innen nach außen. Symptome, wie Schwellung der Lymphknoten, Fieber, laufende Nase, Husten und Auswurf sind ganz natürliche Reaktionen des sich reinigenden Körpers.

Nach Abschluss dieser Ausscheidungsphase kann es je nach dem Grad der Vergiftung des Körpers noch bis zu dreimal in Abständen von 4-6 Wochen zu solchen Reaktionen kommen. Während der folgenden Entgiftungsphase wird der Körper von Stoffwechselschlacken befreit. Darmreinigung, Heilfasten bzw. Einläufe und Saunagänge unterstützen die Entgiftung. In den nächsten beiden Phasen wird der zelluläre Stoffwechsel angeregt, der Energiepegel steigt und die Zellen werden repariert.

• Bei Reinigungsreaktionen, wie Blähungen oder Durchfall, mit 3 x 1 bzw. ½ Tbl. beginnen und die Dosis alle 3 Tage um 1 oder ½ Tablette erhöhen.

• 3-4 mal, jeweils nach 4-6 Wochen, können positive Ausscheidungssymptome auftreten: laufende Nase, Kratzen im Hals oder Husten.

• Nach 4 bis 6 Monaten ist das Immunsystem wieder komplett aufgebaut.

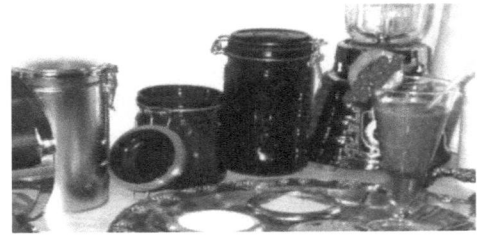

Optimale Aufbewahrung zum Schutz der Nährstoffe und Biophotonen

Natürlich gewachsene Nahrungsmittel sind Lichtträger, tragen also Sonnenkraft in sich. Um diese gespeicherte Lichtenergie zu erhalten, ist es nötig, sie luftdicht und lichtgeschützt zu lagern. Wohl aus diesem Grund haben schon die alten Ägypter zum Konservieren edler Essenzen und Heilmittel violette, blaue oder goldene Behälter eingesetzt. Denn wertvolle Pflanzenextrakte bleiben darin länger frisch und lebendig. Ich lagere Spirulina in Violettgläsern und den Vorrat ferner in Metalldosen, deren Deckel durch Gummiringmetallverschlüsse bequem zu öffnen und zu schließen sind. Falsche Lagerung kann zu enormen Energieverlusten führen. Wir verschwenden besser nicht unser gutes Geld für wertvolle Substanzen, indem wir die Deckel unachtsam schließen oder ungeeignete Behälter wählen.

IV. SPIRULINAS INHALTSSTOFFE

Die einzigartigen Wirkstoffe der blaugrünen Mikroalge

Spirulina enthält zwischen knapp 60 und 70 Prozent wertvolles, leicht verdauliches Eiweiß. Angesichts nicht artgemäßer Fütterung und Haltung von Tieren, die unserer Ernährung dienen, gewinnt das beste pflanzliche Eiweiß an Bedeutung. Seit über 30 Jahren sind Spirulinas Immunsystem stärkende und Krebs vorbeugende Effekte bekannt. Statt immer weitere, Tiere quälende Studien durchzuführen, wäre es, außer für die an der Krankheitsindustrie verdienenden Zeitgenossen, besser, mit Spirulina die Nahrung zu ergänzen. Dies würde uns, unsere animalischen Freunde und unseren Ernährerplaneten schützen. Auch wäre das permanente Herumdoktern an neuen Gesundheitsreformen nicht mehr nötig.

Das gespeicherte Sonnenlicht mag den wahren Wert des blaugrünen Mikroorganismus ausmachen, doch auch seine hoch konzentrierten Nähr- und Heilstoffe können sich sehen lassen. Folgend ein Überblick über Spirulinas Pigmente, Polysaccharide, essenzielle Fettsäuren, Sulfo- und Glykolipide sowie Vitamine und Mineralien.

Phycocyanin stärkt das Immunsystem, hemmt Krebs und entgiftet den Körper

Die Nahrungsmittelindustrie verwendet das Blaupigment der Alge als natürliches Färbemittel von Getränken, Süßigkeiten, Kaugummi und Desserts. Es wirkt zudem als Fänger freier Radikale und als starkes Antioxidans. Unabhängige Untersuchungen belegen dem Phycocyanin eine entzündungshemmende Wirkung.

Phycocyanin beschleunigt die Wundheilung und hilft z. B. bei der Heilung von Geschwüren. Zahlreiche Studien zeigen, dass es antivirale und krebshemmende Eigenschaften besitzt. Wie aber wirkt das immunstimulierende Pigment, das wir nur in Blaualgen finden? Es erhöht die Aktivität der Lymphozyten und sorgt für angemessene Zellkontrollfunktionen. Dadurch hemmt es Wachstum, Verbreitung und Neubildung von Krebs, sogar den besonders gefährlichen der Bauchspeicheldrüse, wie Renata Koníčková und ihre Forscherkollegen von der Charles Universität in Prag im herausfanden. Es war schon merkwürdig, dass ich, einen Tag nachdem der Schwiegersohn meiner Freundin seinen noch jungen, vom metastasieren- den Bauchspeicheldrüsenkrebs gezeichneten Körper verließ, wieder mal nach den neuesten Spirulinastudien schaute, um einen Blogbericht zu schreiben. „Das Ziel der Studie war es, die potenzielle Anti-Krebs-Wirkung von Spirulina platensis und der von der Cyanobakterie abgeleiteten Tetrapyrrolen im experimentellen Modell des Bauchspeicheldrüsenkrebses zu beurteilen" (2014).

Die wachstumshemmende Wirkung von Spirulina und seine Komponenten Phycocyanobilin (PCB) und Chlorophyll wurden auf mehreren humanen Pankreaskrebszelllinien getestet und auf Nacktmäuse xenotransplantiert, d. h. von einem auf den anderen lebenden Organismus übertragen. Die das Krebszellenwachstum hemmende Wirkung von Spirulina wurde also auch am lebenden Organismus gezeigt. Dabei wurde die Inhibition von Pankreastumorwachstum bereits nach dem dritten Tag der Behandlung nachgewiesen. Das bedeutet: Spirulina bzw. seine tetrapyrrolischen Komponenten

verringert wesentlich die Verbreitung von experimentellem Bauchspeicheldrüsenkrebs. Das bedeutet weiter, dass diese essbare Alge zur Krebsvorbeugung dient und auch Leberfunktionsstörungen verbessern kann.
http://www.marianne-e-meyer.com/2014/03/24/spirulina-hemmt-das-pankreas-krebswachstum/

Ebenfalls im März 2014 bestätigten die Biophysiker M. Kaur Saini und S. Nath Sanyal von der Panjab Universität in Chandigarh, Indien, dem Blaupigment in Spirulina den Effekt eines natürlichen Supplements zum Vorbeugen von Colonkrebs.

Chen und Wong von der Universität Hong Kong fanden 2008 heraus, dass die antioxidativen Aktivitäten von mit Selen angereichertem Phycocyanin (Se-PC) noch stärker waren. Auch zeigte es schützende Effekte an roten Blutkörperchen gegen durch Wasserstoffperoxid (H_2O_2) hervorgerufene Schädigung des genetischen Materials. Se-PC zeigte auch eine starke Wirkung gegen Melanom- und Brustkrebszellen. Die Forscher resümierten: Selenangereichertes Phycocyanin ist ein vielversprechendes Naturheilmittel zur Vorbeugung von Krebs.

2009 überprüften dieselben Forscher das krebshemmende Potential von Se-PC und stellten fest, dass es das Wachstum von Brustkrebszellen hemmt. Auch entdeckten Fukino und seine japanischen Forscherkollegen: Phycocyanin verhindert die Vergiftung der Niere und damit das Versagen dieses Organs.

Wir können annehmen, dass Phycocyanin den gemeinsamen Ursprung des Lebens von Pflanzen und Tieren einschließlich des Menschen anzeigt. Denn die Molekularstruktur weist Magnesium wie in der Pflanzenzelle und Eisen wie in der tierischen bzw. menschlichen Zelle auf. PC ist somit offenbar der Vorgänger des Chlorophylls und des Hämoglobins. Spirulina enthält 12 bis 15 % Phycocyanin.

Vadiraja und Kollegen stellten 2007 fest, dass Spirulinas Blaupigment unter anderem die Leber vor dem gefährlichen Lösungsmittel Tetrachlorkohlenstoff schützt. Auch Roy und Kollegen von der Universität in Hyderabad erforschten 2007 das Potential von Spirulinas Blaupigment. Es ist in der Lage, den programmierten Zelltod von Leberkrebszellen herbeizuführen: Die indischen Forscher wiesen auf einen 50%igen Rückgang in der Verbreitung von S-und R-HepG2 Zellen hin, die mit 40 und 50 μm Phycocyanin 24 Stunden lang behandelt wurden.

- Phycocyanin hemmt Pankreaskrebs bereits 3 Tage nach der Einnahme und andere Krebsarten bzw. bösartige Erkrankungen.

- Spirulinas blaues Pigment entgiftet und und schützt die Nieren.

- Phycocyanin beugt Schwermetallvergiftungen vor.

SOD, das Anti-Aging Enzym

1968 isolierten der Biochemiker Irwin Fridovich und seine Kollegen von der *Duke University* in North Carolina erstmals das Enzym Superoxiddismutase (SOD) als Zerstörer des Sauerstoffradikals Wasserstoffsuperoxid (H_2O_2; Kotulak 1991).

Damit war der Langlebigkeitsforschung ein Durchbruch gelungen. SOD wird vom Körper zum Schutz vor schädigenden Umwelteinflüssen hergestellt. Je mehr wir davon haben, desto länger können wir leben. Unser innerer Heiler sorgt in seiner grenzenlosen Weisheit für jene Stoffe, die vor Radikale schützen: UV- und radioaktive Strahlen, Chemikalien, Abgase, Medikamente, erhitzte Fette, Sauerstoff und andere. Indes müssen dem Organismus die zur Herstellung benötigten Mikronährstoffe oder Biophotonen zugeführt werden. Spirulina enthält alle Farben des Spektrums. Dadurch speichert sie besonders viele Sonnenlichtteilchen. Neben dem lebensverlängernden Enzym SOD enthält der Lichtträger auch alle Vitalstoffe, die der Körper zur Produktion dieses Enzyms benötigt: Zink, Kupfer und Mangan sind dabei die wichtigsten.

Ob nun Biophotonen oder chemische Elemente in Spirulina uns strahlende Gesundheit bescheren, kann uns egal sein. Biochemiker und Biophysiker mögen sich darüber streiten, ob Zellen durch Mikronährstoffe aufgebaut werden oder durch Frequenzen des Lichts, also Farbe. Wir sind jedenfalls gut beraten, uns mit in der Sonne gereifter Frischkost zu versorgen. Da es dokumentierte Personen gibt, die keine Nahrung zu sich nehmen, könnte es tatsächlich sein, dass uns das Licht am Leben erhält. Zwar habe ich Jasmuheens Bücher gelesen, es aber selbst noch nicht nachgeprüft, kenne jedoch Menschen, die monatelang ohne Nahrung auskamen. Versuche mit Zellkulturen und am lebenden Organismus haben ergeben, dass SOD-geschütztes Gewebe gesund bleibt, während ungeschützte Kulturen Krebs entwickeln.

Studien zur Aktivität von SOD in Krebszellen haben ergeben: Der SOD-Spiegel ist bei Bösartigkeit drastisch herabgesetzt (Kugler 1994). Da in Spirulina dieses kraftvollste Antioxidans enthalten ist, kann es uns vor den Seuchen unserer Zivilisation schützen. Dr. Richard Passwater bewies 1991 in klinischen Studien: SOD wirkt besonders gegen radioaktive Strahlung. Er führte doppelblinde placebokontrollierte Tests mit an Blasentumoren leidenden Patienten durch, die sich einer Strahlentherapie unterzogen. Sie zeigten: SOD bietet einen starken Schutz gegen ionisierende Strahlen. Die Schulmedizin verwendet dieses auch als Orgotein bekannte Enzym als entzündungshemmendes Mittel. Allerdings hat sich in Studien gezeigt: Eine Ernährung mit ausreichenden Mengen von Kupfer, Zink und Mangan ist der Einnahme von SOD-Präparaten vorzuziehen. Denn die SOD-Aktivität im Gewebe zeigte sich nur bei nährstoffadäquater Kost. Die medikamentöse Verabreichung blieb ohne jegliche Wirkung (a. a. O.). Dies bestätigt die Biophotonenforschung: Synthetisch ist nicht natürlich, wie im gleichnamigen Kapitel gezeigt. Das können sich auch Sportler zu Herzen nehmen, die einen gesunden Muskelaufbau anstreben. Sportmediziner aus Taiwan testeten Spirulinas vorbeugende Wirkung auf Muskelschäden durch trainingsbedingten oxidativen Stress. 16 Schüler nahmen Spirulina 3 Wochen lang zusätzlich zu ihrer normalen Ernährung ein. Die Ergebnisse der Blutwerte zeigten: Die Aktivität von Superoxiddismutase nach der Supplementierung mit Spirulina war deutlich erhöht. Die Studie deutet darauf hin, dass die Aufnahme der blaugrünen Alge Muskel-Skelett-Schäden vorbeugt und die Erschöpfungszeit verringert (Lu et al. 2006).

Weitere enzymatische Heinzelmännchen

Neben SOD wirken zahllose andere Enzyme als Biokatalysatoren. Sie regulieren als

Zündfunken sämtliche Stoffwechselvorgänge und auch alle anderen körperlichen Prozesse, die sie überhaupt erst ermöglichen.

Ohne die früher als Fermente bezeichneten Biokatalysatoren könnten wir weder denken noch atmen oder verdauen. Je weniger Enzyme wir zu uns nehmen desto weniger klappt der Stoffwechsel. Sie helfen bei Entzündungen, Blutergüssen, Zerrungen und Gelenkentzündungen. Auch lösen sie Immunkomplexe auf (Antigen-Antikörper-Reaktion), die durch den Abwehrkampf weißer Blutkörperchen mit eindringenden Fremdkörpern entstehen.

In einem persönlichen Gespräch teilte mir Professor Günter Kahl am 22.5.2000 folgendes mit: Menschen haben etwa 100.000 Gene, Bakterien dagegen nur 2000 (Haemophilus influenzae) bis maximal 3000. Als Cyanobakterium besitzt Spirulina von etwa 3000 Genen grob geschätzt 2000 proteincodierende Gene. Von diesen sind ein Teil Strukturproteine, ein anderer Teil Regulationsproteine, so dass man etwa mit 1000-1500 Enzymen rechnen kann. In Wirklichkeit sind jedoch wesentlich mehr Enzyme in der Zelle. Denn zum einen gibt es mehr als ein Enzym für die gleiche Reaktion im Stoffwechsel (sogenannte Isoenzyme), zum anderen liegen die Enzyme vielfach chemisch verändert vor: Etwa durch Einführungen von Phospor- oder Acetylgruppen, um nur zwei zu nennen.

- SOD wirkt verjüngend und verlängert das Leben. Spirulina enthält SOD und alle Spurenelemente zur Herstellung.
- SOD schützt gegen Vergiftungen, Strahlenschäden u. a. Radikale.
- Krebspatienten haben geringe SOD-Spiegel.
- Speisen mit den SOD - aufbauenden Mineralien Kupfer, Zink und Mangan (Gemüse, Pilze, Haferflocken, Vollkornmehl, Fisch, Samen, Nüsse, Hülsenfrüchte) hemmen Entzündungen besser als synthetisches Orgotein.
- Spirulina besitzt ca. 2000 eiweißverschlüsselte Gene und etwa 1000-1500 Enzyme.

Spirulina enthält aktives Vitamin B_{12}

Vegetarier, Veganer, Vielfleischesser, Betagte, Alkoholiker und an chronischen Erkrankungen des Verdauungstrakts Leidende können einen Mangel an Vitamin B_{12} aufweisen. Dieser kann sich durch Blutarmut (Blässe, Müdigkeit) oder neurologischen und psychiatrischen Symptomen, wie Kribbeln, Taubheit, Schwäche, Reizbarkeit, depressive Verstimmungen und Psychosen äußern.

Viele populärwissenschaftliche Autoren, die sich mit dem Thema Ernährung befassen, schreiben: Nur tierische Kost enthält Vitamin B_{12} (Cobalamin). Dies führt zu Unsicherheit bei den Veganern. Vitamin B_{12} wird grundsätzlich von der mikrobiellen Produktionsebene bezogen. Es ist daher auch im Cyanobakterium Spirulina enthalten, und zwar etwa so viel wie in Kalbsleber. Spuren von B_{12} befinden sich in Nori, Wakame, Miso und andere fermentierte Sojaprodukte. Auch auf humusreicher Erde wachsende Pflanzen können Spuren des blutbildenden Vitamins enthalten; ebenso un- oder nur leicht gewaschene Wildkräuter aus abgasfreien Zonen. Auch im nicht mit Pestiziden totgespritzten Korn leben winzige Käfer und Insekten, die das einzige wasserlösliche Vitamin, das im Körper gespeichert wird, in sich bergen. Wer dennoch Angst vor einer Mangelversorgung hat, ist mit Vitamin-12-Sublingual-Lutschtabletten oder Tropfen, am besten als Methylcobalamin, gut beraten. B_{12} kann auch intramuskulär gespritzt werden.

Die meisten Menschen mit einem Vitamin-B_{12}-Mangel sollen allerdings Carnivoren, Süßmäuler und ältere Menschen sein. Das rührt daher, dass die heute üblich verzehrten Massen an Fleisch und Süßigkeiten zu Übersäuerung führen. Diese schädigt auf Dauer die Magen- und Darmschleimhäute, reduziert den Intrinsicfaktor und schmirgelt die Schutzschicht der Nervenzellen ab. Dadurch kann das in der Nahrung befindliche Vitamin B_{12} irgendwann nicht mehr aufgenommen werden.

Es gibt zwei Formen von Vitamin B_{12}, die metabolisch aktive, die der Körper absorbieren und verwerten kann und die angeblichen Vitamin-B_{12}-Analoga, die schädlich sein sollen. Beide Formen sind in Spirulina, wie in tierischen Produkten, vorhanden. Studien zufolge sollen die Pseudo-B_{12}-Vitamine die metabolisch aktiven behindern. Andere Tests widerlegen dies und wieder andere ergaben, dass die Vitamin-B_{12}-Analoga die Aktiven nur bei Rohköstlern nicht behindern.

Ein weiteres Ergebnis ist, dass bei Algen die frische Pflanze echtes Vitamin B_{12} enthält, die getrocknete jedoch nur noch Vitamin-B_{12}-Analoga (Yamada 1999). Die pflanzlichen Prozesse beim Trocknen scheinen hier zu chemischen Reaktionen zu führen, die das Vitamin B_{12} zersetzen. Wenn Sie also, wie viele Südfranzosen, Spirulina selbst anbauen wollen (siehe S. 40), können Sie die Mikroorganismen gleich nach dem Ernten verzehren. Oder, wie gesagt, Lutschtabletten bzw. Tropfen, solange wie möglich im Mund behalten, damit das Vitamin B_{12} rasch über die Mundschleimhaut absorbiert werden kann. Denn bei verkrustetem Darm nützen geschluckte Pillen kaum.

Methylcobalamin kann der Körper direkt verwerten und muss es nicht erst umgewandeln, wie das Cyanocobalamin, . Es ist daher, wie Hydroxocobalamin-Ampullen die bessere Wahl.

Betacarotin als Krebsprophylaxe

Spirulina enthält neben einem bunten Reigen immunstärkender Carotinoide mehr des Antioxidans Betacarotin als jede andere Pflanze. Chinesische Forscher fanden heraus, dass ein Betacarotinextrakt den oxidativen Abbau von Lipiden hemmt und den Blutzuckerspiegel senkt (Ma et al. 2016).

Studien aus aller Welt lassen erkennen, dass der Konsum von carotinreichem Obst und Gemüse das Risiko reduziert, an unterschiedlichen Arten von Krebs zu erkranken. Vor synthetischen Carotinpräparaten wird jedoch gewarnt! Denn bei Studien in USA und Norwegen wiesen die Teilnehmer nach Einnahme von isolierten Carotinpräparaten ein höheres Krebsrisiko auf. Dagegen verringerte es sich nach dem Verzehr von nur einer Karotte pro Tag um 40%. Neben dem Krebsschutz sorgt Betacarotin für eine gesunde Haut und beugt Augen- sowie Herz-Kreislauf-Erkrankungen vor.

Chlorophyll entgiftet und reinigt das Blut

Der Phytonährstoff reinigt und entgiftet unsere Lebenssäfte. Wie bereits erwähnt, unterscheidet sich das sogenannte *grüne Blut* vom roten Blutfarbstoff Hämoglobin nur durch seinen Magnesiumkern. Letzterer gibt dem Chlorophyll die grüne Farbe. Hämoglobin erhält die rote Farbe vom

Eisenkern. Diese Ähnlichkeit mit dem roten Blutfarbstoff ist einer der Gründe für Spirulinas positiven Effekt bei Anämie. Denn sie macht eine Umwandlung von Chlorophyll in Hämoglobin möglich.

Der auf die Hämoglobinbildung stimulierend wirkende Sauerstoffträger tötet ebenso feindliche anaerobe Mikroben und bindet Schwermetalle, wie etwa Blei, Quecksilber und Kadmium. Auch scheidet es chlorierte Kohlenwasserstoffe aus. Diese Pestizide zählen zum „dreckigen Dutzend" des Umweltprogramms der Vereinten Nationen. Spirulina enthält rund 1% Chlorophyll.

Polysaccharide regulieren den Blutzucker, hemmen Viren & schützen vor Darmschäden

Spirulina besteht zu 15% aus diesen hochmolekularen Kohlenhydraten, vorwiegend in Form von Rhamnose und dem Reservekohlenhydrat Glykogen. Letzteres spielt eine wichtige Rolle bei der Regulierung des Blutzuckerspiegels. Polysaccharide stimulieren auch die zelluläre Immunität, indem sie die Produktion der Makrophagen (große Fresszellen) sowie der Killer- und Helferzellen erhöhen.

1996 stellten Hayashi und Kollegen fest, dass ein Wasserextrakt der blaugrünen Alge (Calcium Spirulan) die Replikation von *HIV-I*, Herpes simplex und anderen Viren hemmt. Ihre antiviralen Effekte konnte Hayashi 2008 an der Universität Toyama, Japan, sogar in den Nachbildungsstufen nach dem Eindringen in die Zellen der Virenbildung, bestätigen. Calcium-Spirulan hält die Membranen der Zellen des menschlichen Immunsystems flexibel. Dadurch gelingt es den Viren nicht mehr, an den Zellwänden anzudocken und in die Zellen einzudringen. 2009 entdeckten tunesische Forscher um Majdaub den gerinnungshemmenden Faktor von Calcium Spirulan.

Neben ihrer antiviralen und antibakteriellen Aktivität beeinflussen Spirulinas Polysaccharide die Blutgerinnung. An Tumorzellen zeigten Tests von Matthias Peschanel an der Universität Kiel vielversprechende Ergebnisse.

2013 konnten Kawanishi und seine japanischen Forscherkollegen nachweisen, dass Spirulinas komplexe Polysaccharide gefährliche Hirntumore unterdrückten. Akira Tominaga und seine japanischen Kollegen von der Kochi-Universität analysierten die Schädigung menschlicher Epithelzellen und deren Rekonstruktion mit Spirulinas komplexen Polysacchariden. Sie verwendeten menschliche quasi normale FPCK-1-1-Zellen aus einem Dickdarmpolypen bei einem Patienten mit familiär bedingt vermehrtem Auftreten von zunächst gutartigen Polypen. Die Forschungen der Japaner deuten darauf hin, dass uns Spirulinas komplexe Polysaccharide zum Vorbeugen von Darmschäden nützlich sein können (2013).

Gammalinolensäure (GLA) hemmt Entzündungen und regelt Hormone

Fettsäuren sind die Bausteine, aus denen Fette und Öle zusammengesetzt werden. Der Körper benötigt Fette, aber nur jene, die er selbst nicht herstellen kann: nämlich essenzielle Fettsäuren, auch Vitamin F oder kurz EFA (essential fatty acids) genannt.

Die in Spirulina reichlich vorhandenen EFA sind Vorläufer der Prostaglandine. Letztere hormonartige chemische Substanzen agieren als Boten und Regulatoren bei den unterschiedlichsten Körperprozessen.

Sie sorgen für schöne Haut und Haare sowie für niedrige Blutdruck-, Cholesterin- und Triglyzeridwerte. Das Gehirn benötigt EFA für eine normale Entwicklung und Funktion. Sie helfen bei Herz-Kreislauf-Erkrankungen, Candida, Ekzemen und Psoriasis.

Spirulina enthält mehr als 5 % Lipide bzw. Fette. Dabei handelt es sich überwiegend um essenzielle Fettsäuren. In der Analyse am Anfang des Buches sind nur die wichtigsten aufgeführt: die Linol- und die Gammalinolensäure (GLA). Sie machen zusammen 211 mg pro Esslöffel (EL) Spirulinapulver aus. Andere in der Alge vorhandenen essenziellen Fettsäuren sind DHA, Alphalinolensäure und Dihomogammalinolensäure. Gupta und seine indischen Forscherkollegen fanden 2010 heraus, dass eine Behandlung mit Spirulina das Osteoporoserisiko durch das Antidiabetika Rosiglitazon reduziert.

Spirulina enthält pro EL 110 mg Gammalinolensäure, die sonst nur noch in der Muttermilch, in Ölextrakten der Nachtkerze, des Hanf- und des Borretschsamens und der Schwarzen Johannisbeere vorkommt. Eine 500-mg-Kapsel Nachtkerzenöl enthält 45 mg. Gammalinolensäure hilft beim Regulieren des gesamten hormonellen Systems.

Alkohol und tierische Fette, ausgenommen Fischöl, können einen Mangel an GLA (gamma linolenic acids) hervorrufen. Untersuchungen zeigen, dass ein solcher Mangel zu vielen Gesundheitsproblemen führen kann. Daher ist eine Nahrungsquelle wie Spirulina besonders wichtig.

• Polysaccharide helfen bei Diabetes und Lippenherpes; auch puschen sie die Immunität.

• Die GLA regelt Hormone, sorgt für schöne Haut und hilft bei Kreislaufleiden & Candida.

Sulfolipide und Glykolipide wirken gegen Krebs und AIDS

40 % der in Spirulina enthaltenen Lipide sind Glykolipide und etwa 2 % Sulfolipide. Bei letzteren handelt es sich nachweislich um eine wertvolle Substanz für Menschen, die an Krebs oder AIDS leiden.

1989 initiierte das nationale Krebsinstitut der USA (NCI) eine Studie, bei der Kirk R. Gustafson und seine Forscherkollegen Folgendes feststellten: Die sulfonsäurehaltigen Anteile der Glykolipide in Spirulina zeigten sich *bemerkenswert effektiv* gegen das *human immunodeficiency virus*: Sie schützen die T-Zellen gegen die toxische Wirkung des *HIV-1*. Inzwischen ist ein Vierteljahrhundert vergangen. Die Tests mit Spirulina an AIDS-Patienten können wir an einer Hand abzählen. Terry L. Pulse führte 1989 eine Studie mit 28 Patienten durch, die an voll ausgebrochenem AIDS litten. Offenbar wollte er die o. g. Reagenzglasstudie am Menschen bestätigen. Bei 16 Patienten zeigten sich erhebliche Verbesserungen! 2 waren nach 180 Tagen *HIV*-negativ, später kamen noch 5 hinzu! Werden diese Erkenntnisse in der Medizin genutzt? Wird Spirulina als ein das Immunsystem stärkendes Mittel anerkannt? Nein! Wieso werden die in immense AIDS-Fonds fließenden Mittel primär dazu genutzt, um noch mehr chemische Arzneien auf den Markt zu bringen?

Doch, da wir uns via Internet über die wahren Ursachen von AIDS informieren können, haben nun viele an Immunschwäche Leidende die natürlichen Heiler entdeckt. Dadurch dient die als Liebestöter und Angstmache seit Anfang der 1980er Jahre gehandelte *Jahrhundertseuche* langsam aus. Der Zeugung künftiger Steuerzahler scheint also nichts mehr im Weg zu stehen, außer Spermien verringernde Chemikalien in Nahrung und Umwelt und die Angst vor einer unsicheren Zukunft mit schlecht bezahlten Jobs. Bei beidem hilft die entgiftend und erheiternd wirkende Alge. Doch gegen Arbeitsplatzsorgen würden auch eine wegen progressiver Arbeitsweisen notwendige Maschinensteuer und ein Bürgergeld, gepaart mit der Ablösung des komplizierten Sozialrechts, helfen. Mit dem Abbau der Kontrollorgane und dem Verkauf der Immobilien und Ländereien könnten sogar endlich die Staatsschulden abgebaut werden.

Spirulina wurde als Nahrungsergänzungsmittel in einer neueren Studie verwendet, um den Ernährungszustand von Menschen mit *HIV*/AIDS zu verbessern. Auch diese belegt Spirulinas immunstimulierende Wirkung. In der drei Monate dauernden Gießener Studie testeten Frank Winter und sein Team 73 Frauen mit einem erworbenen Immundefekt. Bei der Gruppe, die 5 g Spirulina täglich erhielt, war die antioxidative Kapazität deutlich verbessert (2014).

Geben wir unser gutes Geld für destruktive Pharmaka aus, finanzieren wir unsere eigenen Leiden und beteiligen uns an etwas, das sich zum größten Massensterben aller Zeiten entwickeln könnte. In Afrika hat es bereits verheerende Auswirkungen gezeigt. Oder brauchen wir die Seuchen wegen der Überbevölkerung? Dies zumindest legte mir der Chefonkologe einer Universitätsklinik nahe, nachdem ich ihm jede Menge der nachweislich krebshemmenden Alge für seine krebskranken kleinen Patienten angeboten hatte. Das passt auch zum Codex Alimentarius. Siehe Seite 13 f.

Spirulinas Vitamine beugen Mangelerkrankungen vor

Im menschlichen Organismus arbeiten die Vitamine als Wirkstoffe zusammen mit den Enzymen. Sie ermöglichen den angemessenen Ablauf aller Körperfunktionen. Vitamine werden in der Regel nicht im menschlichen Körper hergestellt. Wir sollen sie vom biochemischen Standpunkt aus regelmäßig mit der Nahrung aufnehmen. Natürliche Vitalstoffe aus Wild- und Heilkräutern, Baum- und Feldfrüchten sowie Spirulina und andere konzentrierte Nahrungsergänzungen sind den synthetischen Multivitaminpräparaten vorzuziehen. Denn künstliche Stoffe stehen im Verdacht, Allergien und andere Nebenwirkungen auszulösen. Auch kann es bei den fettlöslichen Vitaminen A, D, E und K zu Überdosierungen kommen, da diese vor allem in der Leber gespeichert werden. Spirulina enthält diese wertvollen Vitalstoffe in ausgewogener Zusammensetzung.

Provitamin A (Carotinoide)	Verhindert Nachtblindheit und beugt Augenerkrankungen vor. Es vermindert das Risiko, an Krebs zu erkranken.
Vitamin E (α-Tocopherol)	Als „Rostschutzmittel" schützt es Fette vorm Oxidieren und verhindert Altersflecken. Es verbessert die Sauerstoffauswertung und wirkt positiv auf Blutbild, Fruchtbarkeit, Muskulatur und Gehirn.
Vitamin B$_1$ (Thiamin)	fördert die Funktion von Nerven und Muskeln, einschließlich des Herzmuskels. Eine Mangelerscheinung ist die Beriberi-Krankheit. Sie kann durch

	eine extrem einseitige Ernährung oder Alkoholsucht verursacht werden. Symptome sind Ödeme, Vergrößerung der Leber, schweres Atmen, taube Hände und Füße, Nervosität und Schwäche.
Vitamin B2 (Riboflavin)	spielt eine wesentliche Rolle beim Abbau und bei der Verwertung von Kohlenhydraten, Fetten und Eiweißen. Es sorgt für Energie, gesunde Haut und Augen. Der Konsum von Alkohol, Antibabypille und Antidepressiva kann folgende Mangelerscheinungen hervorrufen: spröde, trockne Lippen, wunde Mundwinkel, Lichtempfindlichkeit und Sehschwäche.
Vitamin B3 (Niacin)	Nicotinsäure und Nicotinamid (Vitamin B3) können aus der Aminosäure Tryptophan gebildet werden. Niacin ist am Funktionieren des Nerven- und Verdauungssystems sowie auch am Hirnstoffwechsel beteiligt. Es wirkt gefäßerweiternd und ist wichtig für die Zellatmung und -energie. Ein Mangel kann zu Pellagra führen; deren Symptome sind Pusteln, Durchfall, Kopfschmerzen und Depression.
Vitamin B5 (Panthothensäure)	Das „Anti-Stress-Vitamin" ist bei der Produktion entzündungshemmender und nahrungsverwertender Kortikoide und der Geschlechtshormone beteiligt. Es stärkt die Abwehrkraft, macht fit und schlank. Wer Fertiggerichte, Weißmehl, Zucker und Alkohol konsumiert, kann einen Mangel an Vitamin B5 entwickeln. Mangelsymptome sind: Müdigkeit, Kopfschmerzen, Übelkeit, Kribbeln, Taubheitsgefühl, Bauchschmerzen, Muskelkrämpfe und Anfälligkeit für Atemwegsinfektionen.
Vitamin B6 (Pyridoxin)	ist an der Eiweiß- und Fettverdauung beteiligt. Es fördert das Wachstum, sorgt für gute Nerven, wirkt entwässernd und stärkt die Immunabwehr. Bei extrem hoher Eiweißzufuhr, starkem Alkoholkonsum und starker körperlicher Belastung oder durch Einnahme von Antibabypillen und Schmerzmitteln kann es zu einem Mangel kommen. Symptome: wunde Mundwinkel, häufige Infektionen, Reizbarkeit und Niedergeschlagenheit, schlechte Haut.
Vitamin B12 (Cobalamin)	wird von Mikroorganismen gebildet und als einziges wasserlösliches Vitamin im Körper gespeichert. So kann die Versorgung über Jahre hinweg gesichert sein, falls keine massiven Magen- oder Darmschäden vorliegen. Letztere könnten das Fehlen des Intrinsicfaktors, ein zur Vitamin-B12-Resorption benötigtes Glykoprotein, zur Folge haben. Cobalamin fördert die Produktion der roten Blutkörperchen im Knochenmark, bewirkt ein funktionierendes Nervensystem und wird bei der Zellteilung und zur Aktivierung der Folsäure benötigt.

	Mangelerscheinungen: Haut-/ Schleimhautschäden, Nervenstörungen, Blutarmut, Blässe, Appetitlosigkeit, Darmschäden, Durchfall, Reizbarkeit, Müdigkeit.
Biotin (Vitamin H)	ist wichtig für die Haut, den Haarwuchs und das Zentralnervensystem. Es hilft beim Lindern von Muskelschmerzen. Ein Mangel ist meist Folge einer geschädigten Darmflora.
Inositol	wirkt gegen Nervenschwäche und Angstzustände. Es hilft bei Störungen des Leberstoffwechsels, besonders bei Fettleber. Inositol regt die Magen- und Darmtätigkeit an, verhindert Arteriosklerose und wird für die Spermienbildung gebraucht.
Folsäure	ist wichtig für Gehirn, Wachstum und Reproduktion. Es verhindert Fehlgeburten und Schäden des Fötus. Folsäure sorgt für die Produktion roter Blutkörperchen und für ein funktionierendes Nervensystem. Ein Mangel dieses Vitamins, kombiniert mit Eisenmangel, ist in den westlichen Industrieländern der häufigste Vitaminmangel. Verursacht wird er durch Alkohol- und Tablettenkonsum sowie durch das Kochen und Braten der Nahrung.

Spirulinas Mineralien alkalisieren und harmonisieren

Pflanzen brauchen zum Wachsen die Elemente des Staubs, der sich über Jahrmillionen hinweg aus abgetragenem Gestein gebildet hat. Wir bedürfen pflanzlicher Mineralstoffe für eine ausgewogene Komposition der Körperflüssigkeiten, für den Aufbau der Knochen und des Blutes sowie für einen geregelten Spannungszustand von Muskeln und Herz-Kreislauf-System. Wie die Vitamine wirken die Mineralien als Coenzyme. Sie sind an allen enzymatischen Aktivitäten beteiligt und befähigen den Körper, seine Funktionen zu erfüllen. Fehlt ein einziges Salz, verändert sich das Verhältnis zu den anderen Salzen. Wird dieses Ungleichgewicht nicht korrigiert, kann die darauf folgende Kettenreaktion zu Erkrankungen führen. Spirulina enthält ein ausgewogenes Sortiment von Mineralien und Spurenelementen in biologisch verfügbarer Form. Nur pflanzlich verstoffwechselte Mineralien werden vom menschlichen Organismus optimal absorbiert. Dagegen verursachen Mineralsalzpräparate oft Ablagerungen und Entzündungen. Außer von Spirulina können wir basische Stimmungsaufheller auch von grünblättrigen Pflanzen beziehen, vor allem von Wildkräutern. Doch leider wohnen wir selten so nah an abgasfreien Wiesen, um uns täglich damit versorgen zu können. Deshalb können wir uns glücklich schätzen, dass Spirulina folgende Mineralien ohne Abgase und Pestizide liefert:

Bor	ist nicht in der Analyse aufgeführt, aber wie weitere Elemente in Spirulina vorhanden. Es hilft beim Muskelaufbau, sorgt für gute Gehirnfunktion, fördert die Calciumaufnahme und hilft dadurch beim Vorbeugen von Osteoporose nach der Menopause.
Calcium	bildet feste Knochen und Zähne, sorgt für regelmäßigen Herz-

	schlag und Übertragung von Nervenimpulsen. Es senkt den Cholesterinspiegel und beugt Krebs, Osteoporose und Herz-Kreislauf-Erkrankungen vor. C. aktiviert diverse Enzyme und ist an der RNS-DNS-Strukturierung beteiligt.	**Kalium**	sorgt für gesunde Nerven und reguliert den Wasserhaushalt, Blutdruck und Herzschlag Es hilft, Schlaganfällen vorzubeugen und angemessene Muskelkontraktionen zu fördern. Diuretika, Durchfälle, Erbrechen und Abführmittel können zu Kaliumverlust führen.
Chrom	schützt vor Erkrankungen der Herzkranzgefäße, sorgt für Energie, gleicht Blutzuckerschwankungen aus und beugt Arterienverkalkung vor. Chrom fördert den Abbau von Fett und Muskelgewebe. Es kann gegen Osteoporose helfen und zur Verlängerung des Lebens beitragen.	**Kupfer**	ist ein wesentlicher Bestandteil vieler Enzyme. Es hilft beim Aufbau der Knochen, der roten Blutkörperchen und des Hämoglobins. Zusammen mit Zink und Vitamin C bildet es Elastin. Kupfer hilft gegen Osteoporose, ist an der Färbung von Haut und Haaren sowie am Geschmacksempfinden beteiligt. Es sorgt für gesunde Nerven und Gelenke.
Eisen	transportiert Sauerstoff zu den Zellen und sorgt für den Abtransport von Kohlendioxid zur Lunge. Es ist unerlässlich für die Bildung des roten Blutfarbstoffs Hämoglobin und des Muskelfarbstoffs Myoglobin. Das blutbildende Salz beugt Anämie vor und stärkt das Immunsystem.	**Lithium**	zählt zu den Psychopharmaka und wird zur Vorbeugung und Behandlung manisch-depressiver Zustände eingesetzt.
Germanium	ist wichtig fürs Gehirn und hilft gegen degenerative Erkrankungen. Es leitet Kadmium und Quecksilber aus, fördert die Sauerstoffversorgung des Gewebes und beugt somit Schlaganfällen vor. Ebenso können mit Germanium Verbesserungen bei Arthritis, Krebs, Candida, chronisch-viralen Infekten und AIDS erreicht werden.	**Magnesium**	bildet Knochen und Zähne, sorgt für adäquate Muskelkontraktion. M. ist wichtig für die Übertragung von Nervenimpulsen und die Aktivierung von Energie produzierenden Enzymen. Es hilft, den pH-Wert im Normbereich zu halten und beugt Herz-Kreislauf-Erkrankungen, Osteoporose und einigen Krebsarten vor. Das basische Salz sorgt für gute Laune und stabile Nerven.

Mangan	wird für den Eiweiß- und Fettstoffwechsel, ein gesundes Immunsystem und gesunde Nerven benötigt; ebenso für die Energiegewinnung, das Wachstum der Knochen und die Reproduktion. Mangan hilft, Knorpel und Gelenkschmiere aufzubauen.
Molybdän	sorgt in Minimaldosen für den Stickstoffmetabolismus und hilft in den letzten Stadien der Umwandlung von Purinen in Harnsäure. Ein Mangel kann zu Krebs oder zu Mund- und Gaumenbeschwerden führen.
Selen	erhält zusammen mit Vitamin E Herz und Leber gesund. Als kraftvolles Antioxidans verhindert es das Oxidieren von Fetten und die Bildung von Freien Radikalen. S. beugt einigen Tumorarten vor. Es sorgt für eine funktionierende Bauchspeicheldrüse und für die Elastizität des Gewebes.
Zink	sorgt für die Proteinsynthese, den Collagenaufbau und ein gesundes Immunsystem. Es fördert die Wundheilung und ist wichtig für die reproduktiven Organe. Zink schärft den Geschmacks-/Geruchssinn und beugt Aderverkalkung und Krebs vor.

Spirulinas einzigartiges Aminosäurenprofil

Luft und Wasser sind verpestet, die Böden verbraucht und vergiftet. Dadurch mangelt es an Spurenelementen. Bereits vor einem Vierteljahrhundert ergaben Tests ein gefährlich niedriges Aminosäurenprofil im menschlichen Körper (Bragg und Bragg 1992).

Um uns vor diesem Mangel zu schützen, konsumieren wir besser kontrolliert biologische Lebensmittel und die schadstofffrei gezüchtete eiweißreiche Mikroalge als Nahrungsergänzung. Fehlt eine einzige Aminosäure, kann der Körper die Proteinsynthese nicht ordentlich durchführen. Dies kann zu Wachstums- und Verdauungsproblemen oder Depression führen. Solche Störungen können auch bei einer ausgewogenen Ernährung auftreten, die genügend Protein enthält. Der Mangel an Verfügbarkeit von essenziellen Aminosäuren kann nämlich durch ganz andere Faktoren hervorgerufen werden; z. B. durch Tablettenkonsum, Infektionen, gestörte Absorption oder durch traumatische Ereignisse. Hier ist Spirulinas entgiftende, entzündungshemmende, verdauungsfördernde und stimmungsaufhellende Wirkung besonders von Vorteil. Sie enthält alle essenziellen Aminosäuren, genau in der Zusammensetzung des menschlichen Körpers und seinen Bedürfnissen. Diese sind für folgende Funktionen verantwortlich: Proteinaufbau, Blutbildung, Wuchs, Heilung und Reparatur des Muskelgewebes, Aufbau der Knochen, des Collagens und des Bindegewebes, Stabilisieren des Blutzucker- und Energiepegels sowie des Hormonhaushalts, Stärkung des Nervensystems, Unterstützung des Immunsystems ...

Um alle Funktionen aufzuführen, müssten viele Seiten folgen. Denn Aminosäuren sind die Bausteine, aus denen alle Proteine aufgebaut werden, die für die Struktur alles Lebendigen sorgen und an allen lebenserhaltenden Prozessen beteiligt sind.

IV. SPIRULINAS GESUNDHEITSFÖRDERNDE EFFEKTE

Warum leben wir heute länger?

Bevor ich die Alge als Naturheiler vorstelle, gehe ich auf diese mir so oft gestellte Frage ein: Wenn Umweltgifte und Ernährung ach so schlecht für uns sind, warum leben wir heute länger als zu Zeiten, wo die Nahrung noch natürlich war? In der Tat ist die Lebenserwartung höher als vor 100 Jahren. Aber zu welchem Preis? Sehen wir uns mal in Altenpflegeheimen um und urteilen selbst, ob die Menschen dort wirklich leben oder nur langsam und qualvoll dahinsiechen. Warum wir heute länger leben, lässt sich anhand der Statistik beantworten: Chinesen und Amerikaner haben etwa die gleiche Lebenserwartung. Mit einem gravierenden Unterschied: Die US-Amerikaner haben ab dem 50. Lebensjahr ein deutlich höheres Risiko, an Allergie, Alzheimer, Herzkreislaufversagen, Krebs, Parkinson, Rheuma und anderen modernen Seuchen zu erkranken. Als Unterschied zwischen den beiden Nationen hat die Statistik die Konservierung der Lebensmittel bzw. die Nahrungschemie entdeckt. Während die Amerikaner schon lange von konservierter Nahrung existieren, lebten die Chinesen bis vor Kurzem ausschließlich von frischer oder natürlich haltbar gemachter Kost. Das bedeutet: Konservierungsstoffe machen nicht nur die Lebensmittel, sondern auch ihre Verbraucher haltbar. Da künstliche Stoffe aufgrund ihrer zu großen Moleküle von den Zellen weniger gut aufgenommen werden als natürliche, lagern sie sich im Körper ab und verursachen gesundheitliche Probleme. Dies ist die traurige Wahrheit und beantwortet die Frage nach dem längeren Hinsiechen *zivilisierter* Menschen und der ökonomischen Causa.

Wie kann uns nun der spiralförmige Mikroorganismus helfen? Ein immer dichteres Netz wissenschaftlicher Untersuchungen bestätigt seine Wirkungsvielfalt. Von Universitätskliniken und anderen Forschungszentren überall auf der Welt wurde die urgesunde Lichtnahrung auf ihre Heilwirkungen hin untersucht und die Ergebnisse sind mehr als vielversprechend.

Bevor wir aber Spirulina im Krankheitsfall einsetzen, ist eine Darmsanierung dringend angeraten. Denn nur dann können die wertvollen Nährstoffe des Mikroorganismus vollständig absorbiert werden. Ansonsten werden sie als „kostbarer Kot oder teurer Urin" ausgeschieden. Krankheiten basieren auf verschlackte Darmwände. Diese Verkrustungen gilt es zu lösen.

Wie Sie das tun können, erfahren Sie auf S.31 f.: Kap. *Darm-und Leberreinigung ...*

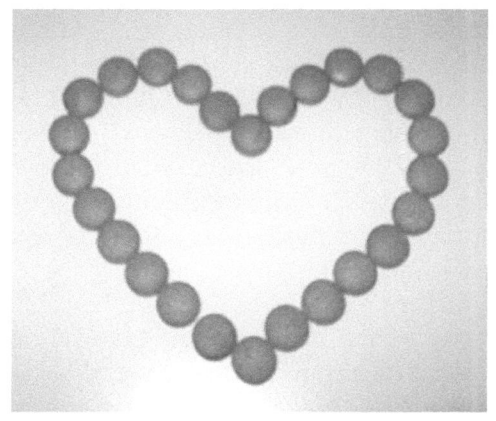

Spirulina stärkt das Immunsystem

Eine aufschlussreiche Studie an Menschen belegt Spirulinas immunstimulierenden Effekt. Frank Winter und sein Team testeten in der drei Monate dauernden Gießener Studie 73 Frauen mit einem erworbenen Immundefekt. Bei der Gruppe, die täglich 5 g Spirulina erhielt, war die antioxidative Kapazität deutlich verbessert (2014).

Auch Marthe-Elise Ngo-Matip und ihr 7-köpfiges Team bestätigten der Alge ihre immunstärkende Wirkung. Sie führten eine 12-monatige Studie mit 320 *HIV-1-Infizierten* in der ehemaligen deutschen Kolonie Kamerun durch. Bei den Teilnehmern, die Spirulina erhielten, stiegen die CD4-Zellen bereits nach 6 Monaten deutlich an und die Viruslast nahm auffällig ab. Auch die Hämoglobinwerte waren in der Spirulinagruppe bedeutend höher, während die Nüchtern-Blutzucker-Konzentration nach einem Jahr im Vergleich zur Kontrollgruppe deutlich gesunken war (2015). Weitere ungezählte Studien rund um den Globus ergaben: Die natürlichen orangeroten, blauen und grünen Pigmente der Alge, Betacarotin, Phycocyanin und Chlorophyll, stimulieren das Immunsystem und die Zellkontrollfunktion bzw. Zellkommunikation. Sie zerstören selektiv Krebszellen und wirken als Antioxidantien. Mishima und Kollegen stellten 1998 fest: Ein sulfiertes Polysaccharid von Spirulina (Calcium spirulan) hemmt die Invasion und Metastasierung von Tumoren.

Weitere immunstimulierende Bestandteile sind Eisen, Germanium, Mangan, Zink und unzählige Enzyme. Sie hemmen Entzündungen und lösen Immunkomplexe auf. Auch Vitamin B6 (Pyridoxin) hilft bei Immunfunktionen und bei der Antikörperproduktion. Der hohe Gehalt des kraftvollen Antioxidans Vitamin E, die entzündungshemmende Gammalinolensäure sowie die Aminosäuren Lysin, Methionin und Threonin erhöhen und aktivieren die Immunzellen: Somit stärken sie die Abwehrkräfte.

1987 fanden japanische Forscher heraus: 5 % Spirulina in der Nahrung erhöhen die Laktobakterien in einem untersuchten tierischen Darmabschnitt um das Dreifache der Kontrollgruppe. Die nützlichen Mikroorganismen der Darmflora machen eindringende Keime unschädlich. Besonders chemische Arzneien zerstören diese zum natürlichen Schutzschild unseres Körpers gehörenden *freundlichen* Bakterien. Daher ist der Konsum von Spirulina besonders wichtig, wenn chemische Medikamente, wie Schmerzmittel oder Antibabypillen, eingenommen werden.

Dänische Forscher um Morten Lobner geben das lobende Beispiel einer Studie, ohne die Kreatur zu quälen: Sie ermittelten 2008 bei 11 Männern eine veränderte Antwort weißer Blutkörperchen auf zwei Antigene: Candida albicans und Tetanustoxoid. Das verabreichte Spirulinaprodukt rief eine starke temporäre Immunantwort hervor, offenbar durch das Erzeugen eines vorentzündlichen Stadiums. Kürzlich bestätigten kubanische Forscher eine Immunreaktion gegen durch H_2O_2 und Glutamat herbeigeführte Zellschädigung bei Ratten.

Javier Marin-Prida und sein Team stellten fest, dass Spirulinas Phycocyanin das Überleben der Zellen fördert. Es korrigiert Immun- und Entzündungsgene und oxidative Stressmarker bei akuter Minderdurchblutung von Rattengehirnen. Diese Ergebnisse legen nahe, dass Phycocyanin das Potential zur Behandlung von ischämischem, also durch

Minderdurchblutung verursachten Schlaganfall besitzt (2013).

- Spirulina vermehrt und aktiviert weiße Blutzellen und zerstört Krebszellen.
- SOD und andere Enzyme wirken als kraftvolle Antioxidantien, die Entzündungen hemmen und Immunkomplexe auflösen.
- Die Alge baut die Darmflora auf und stärkt die Abwehrkräfte.

Die Alge hilft bei hohem Blutdruck, Diabetes und Fettsucht

Japanische Forscher bestätigten der Alge die den Blutdruck senkende Wirkung (Iwata et al. 1990). Auch eine neue Studie von Lu und Kollegen der Universität Tokio zeigt: Spirulina eignet sich zum Vorbeugen und Behandeln von hohem Blutdruck (2010). Ichimura und seine japanischen Forscherkollegen von der Universität Nagasaki bestätigten 2013 dem Blaupigment in Spirulina eine blutdrucksenkende Wirkung. Betrüblich ist, dass diese Befunde von der Schulmedizin ignoriert werden.

Teilnehmer meiner Fragebogenstudie und etliche Spirulinakonsumenten bestätigen diesen Effekt. Siehe auch *Spirulinaerfahrungen rund um den Globus*, S. 84 ff.

Diabetiker nehmen bekanntlich besser mehr pflanzliches Eiweiß, aber weniger Fett und Kalorien zu sich. Spirulina enthält 60-65 % leicht verdauliches Eiweiß, weniger als 6 % Fett und kaum Kalorien. Besonders wertvoll für Personen mit einem aus der Kontrolle geratenen Blutzucker sind die Polysaccharide in Spirulina, die im Körper als Glykogen gespeichert werden. Dieses kann sich je nach Bedarf in Glukose um- und wieder zurück verwandeln. Befindet sich zu viel Glukose (Zucker) im Blut, wird der Überschuss in Glykogen umgewandelt und in der Leber und den Muskeln gespeichert. Ist der Blutzucker zu niedrig, wird Glykogen wieder in Glukose umgewandelt und ins Blut abgegeben.

Spirulina enthält auch die blutzuckersenkende Aminosäure Leucin und organisch gebundenes, daher gut absorbierbares Chrom. Als Coenzym aktiviert Chrom Insulin. Es entlastet die Bauchspeicheldrüse und gleicht Blutzuckerschwankungen aus. In anorganischer Form (z. B. als Chromtabletten) wird das Spurenelement vom Körper weniger gut aufgenommen. Spirulinas extrem hoher Anteil des Neurotransmitters Glutaminsäure hilft zudem, dass es bei der komplizierten Behandlung von Diabetes nicht zu einem Absinken des Blutzuckers kommt.

Da die Alge die Sucht nach Weißmehl und Zucker hemmt, ist sie in doppelter Hinsicht für Diabetiker geeignet: Die überwiegend leeren Kalorien der süßen Kleisterkost senken den Chromspiegel. Dies führt zu Überlastung der Bauchspeicheldrüse, da sie große Mengen Insulin produzieren muss.

Japanische Forscher stellten fest: Ein wasserlöslicher Teil von Spirulina senkt den Blutzuckerspiegel, während der wasserunlösliche Teil ihn bei Belastung mit Zucker niedrig hält (Takai et al. 1991). Chinesische Forscher fanden heraus, dass die Polysaccharide in Spirulina den Blutglukosespiegel reduzieren und die Blutgefäße schützen können (Huang et al. 2005). In den letzten Jahren haben Wissenschaftler aus aller Welt, z. B. China, Indien, Brasilien und Ägypten, den blutzuckersenkenden Effekt verschiedener Bestandteile in Spirulina bestätigt. 2013 haben Forscher an der Pharmazeutischen Universität in Nanjing,

China, das antidiabetische Potential von Spirulinas Phycocyanin bei Diabetes-2 entdeckt. (Ou et al.)

E.W. Becker und Kollegen demonstrierten bereits 1986 die Appetit mindernde Wirkung des *Grünen Goldes*. Die männlichen Probanden der Tübinger Studie erhielten 2,8 g Spirulina 3 x täglich als Nahrungsergänzung über vier Wochen. Sie konnten damit ihr Gewicht im Vergleich zur Kontrollgruppe, die ein Placebo erhielten, deutlich reduzieren. 2010 haben Maria Kalafati und ihre Kollegen im Journal Medicine & Science ihre Spirulinastudie veröffentlicht. Sie testeten dabei die Ausdauer von Personen. In nur 4 Wochen stellten die Forscher eine signifikante Verbesserung der Leistung bei den Männern fest, die eine Dosis von 6g Spirulina pro Tag erhielten. Dabei steigerte sich die Trainingsleistung vermutlich durch die erhöhte Fettverbrennung und das höhere Niveau des Radikalenfängers Glutathion.

• Spirulinas Polysaccharide, Chrom, Glutaminsäure und die Aminosäure Leucin sorgen für einen ausgeglichenen Blutzuckerspiegel.

• 1986 wurde die den Appetit mindernde Wirkung der Alge festgestellt.

• 1990, 2010 und 2013 demonstrierten einige Wissenschaftler den Blutdruck senkenden Effekt des blaugrünen Mikroorganismus.

Spirulina entgiftet und schont die Nerven

Gifte können zu zahlreichen sogenannten Zivilisationserkrankungen führen, wie z. B. MS, Parkinson, AIDS, Alzheimer, Neurodermitis oder Gürtelrose: ganz gleich, ob sie dem Körper über längere Zeit in kleinen Dosen oder auf einmal zugeführt werden. Künstliche Stoffe überbürden das Immunsystem, führen zu chronischer Müdigkeit, Belastungsschwäche bzw. wirken schädigend auf die Nerven. Forscher der Pharmazeutischen Fakultät der Universität Madrid sehen in Spirulina ein nützliches Mittel zur Entwicklung einer neuen Behandlung neurodegenerativer Störungen, wie etwa Alzheimer oder Parkinson (Bermejo-Bescos et al. 2008).

Spirulinas ausscheidende Wirkung von Schwermetallen, Stoffwechsel- und Chemiegiften wurde von Fukino und anderen Forschern mehrfach wissenschaftlich nachgewiesen. Siehe Kapitel *Entgiften mit Spirulina*. Wer mit Pestiziden arbeitet oder wenig Biogemüse isst, sollte in jedem Fall Spirulina zu sich nehmen und viel reines Wasser trinken. Auch dann, wenn sich Parkinson, MS oder andere moderne Seuchen schon entwickelt haben. Die Übersäuerung der Körpersäfte führt dazu, dass die Säurekristalle die feinen Nervenenden abschmirgeln und Entzündungen der Nerven verursachen. Folge: Die neurale Funktion wird eingeschränkt und die Impulsübertragung vom Gehirn zu den Muskeln unterbrochen.

Indische Forscher fanden kürzlich heraus, dass Spirulina die Fluoridvergiftung mindert. Siehe hierzu Kapitel: *Der blaugrüne Lichtträger hilft bei AIDS*.

Das in Spirulina enthaltene Vitamin B6 (Pyridoxin) stützt das Nervensystem, und B_{12} (Cobalamin) baut die Schutzschicht der Nervenzellen auf. Die Glykolipide sind ebenso nützlich für die Myelinscheiden des Nervengewebes. Es sind nämlich genau jene Bestandteile der Zellmembran, die hauptsächlich in der Myelinscheide des

Nervengewebes Teile von Membranrezeptoren bilden. Letztere Empfangs- und Weiterleitungseinrichtungen steuern vielfältige physiologische und biochemische Prozesse. Spirulinas Mineralien Calcium und Magnesium bauen Stresssäuren ab, helfen gegen Niedergeschlagenheit und sorgen für gute Nerven. Siehe Kapitel *Seelenbalsam für die neue Zeit*.

• Gifte im Körper können zu MS, Parkinson, Alzheimer u. a. Leiden führen.

• Spirulina hilft beim Ausscheiden von toxischen Salzen und Schwermetallen.

• Das *Grüne Gold* baut die Schutzschicht der Nervenzellen auf.

• Die Basenkost beugt Übersäuerung und Nervenschäden vor.

Rasche Wirkung bei allergischen Reaktionen

Auch Allergien deuten darauf hin, dass der Körper schon bis zur Halskrause hinauf vergiftet und verschlackt ist. Chemische Arzneien, welche die Histaminproduktion hemmen (Antihistaminika), würden den Organismus zusätzlich belasten. Daher ist es sinnvoll, die antiallergisch wirkende Schraubenalge regelmäßig zu verwenden.

Aus eigener Erfahrung weiß ich, wie rasch Spirulina bei Überempfindlichkeitsreaktionen für Erleichterung sorgt. Ohne den natürlichen Heiler würde ich unter schwerem Heuschnupfen, Nahrungschemie- und Tierhaarallergie leiden. Verwende ich ein paar Tage lang keine Spirulina, jucken meine Augen beim Streicheln von Katzen und viel mehr bei Kaninchen. Oder ich habe das Gefühl, an Schleim zu ersticken, wenn ich künstliche Stoffe aus der Nahrung aufnehme. Lutsche ich 3 bis 4 Spirulinatabletten oder trinke Fruchtsaft mit etwas Pulver, bin ich nach zwei bis drei Minuten wieder beschwerdefrei. Spirulina und reines Wasser bringen Personen mit Asthma und Allergie rasche Erleichterung.

Trinken wir H_2O ohne Kohlensäure, drosseln die Zellen die Histaminproduktion. Auch hemmen Bestandteile von Spirulina den Ausstoß der Mastzellengranula des Hautgewebes, die Histamin enthalten. Dadurch verringert sich die Reaktivität der Haut. Daneben geht Spirulina an die Wurzel allen Übels, indem es den Organismus entgiftet, wie im vorigen Kapitel und in *Das Grüne Gold* schützt Leber *und Nieren* gezeigt.

Rund um den Globus wurde die Alge auf ihre antiallergischen Effekte getestet. 2001 fanden Mainzer Forscher heraus, dass eine Kombination des Spurenelements Zink und der Aminosäure Histidin den Heuschnupfen stoppen kann. Prof. Rudolf Schopf hält den Mangel an Zink insofern mitverantwortlich, als das Mikroelement direkt antiallergische Eigenschaften habe. Spirulina enthält Zink, Histidin und eine Reihe andere gegen Allergien wirkende Substanzen.

Die südkoreanischen Forscher Yang, Lee und Kim stellten 1997 fest, dass der segensreiche Winzling sogar lebensrettend wirken kann, da er bei einer Dosis von ½ bis 1 mg pro Kilo Körpergewicht den anaphylaktischen Schock vollständig unterdrückt. Diese allergische Reaktion gegen Penicillin oder Wespenstiche gehört zur

Sofortreaktion des Allergietyps I, wie auch Heufieber, Tierhaarallergie, Asthma und Nesselsucht.

1998 bewiesen Kim Spirulinas hemmenden Effekt von durch Mastzellen vermittelte allergische Reaktionen des Soforttyps.

2005 demonstrierten kalifornische Forscher um Mao den Nutzen Spirulinas bei Patienten mit allergischer Rhinitis.

2008 konnten Cemal Cingi und seine türkischen Forscherkollegen in einer doppelblinden, placebokontrollierten Studie Spirulinas Wirksamkeit bei allergischer Rhinitis feststellen. Die Symptome, wie Nasenausfluss, Niesen, verstopfte Nase und Juckreiz verbesserten sich in der Spirulinagruppe deutlich im Vergleich zu Placebo.

- Allergien deuten auf die Vergiftung und Verschlackung des Körpers hin.
- Spirulina lindert Heuschnupfensymptome, wie Nasenausfluss, Niesen, Juckreiz etc.
- ½ -1 g Spirulina pro kg Körpergewicht unterdrückt den anaphylaktischen Schock zu 100%.

Der blaugrüne Lichtträger hilft bei AIDS

Wir alle können AIDS bekommen, nicht nur Heroinsüchtige und Homosexuelle. Wie der Name *Acquired Immuno Deficiency Syndrom* sagt, handelt es sich um einen erworbenen Immunmangel. Es dauert Jahre, bis das Immunsystem des menschlichen Organismus zerstört ist. Dies geschieht, wenn wir dem Körper die nötigen Nährstoffe verweigern oder ihm widernatürliche Substanzen zumuten. Deutlich wird dies durch den Morbidity and Mortality Weekly Report von 1982. Dieser zeigt, dass in den ersten Städten, in denen das Trinkwasser fluoridiert wurde, also in New York, San Francisco und Miami, viermal mehr Fälle von AIDS auftraten als in den zu dieser Zeit noch nicht fluoridierten Städte Newark, Houston und Los Angeles.

David Banji und seine indischen Kollegen vom *Department of Pharmacology and Toxicology in* Nalgonda fanden heraus, dass eine Ergänzung mit Spirulina während der Schwangerschaft das Risiko von Fluoridtoxizität bei den Nachkommen von Ratten reduziert (2013). Wenn wir also in Wasser, Salz, Zahnpasta usw. dem Körper Fluorid zuführen, sind wir gut beraten, regelmäßig Spirulina zur Entgiftung zu konsumieren.

Alternativmediziner, wie etwa Dr. Matthias Rath und viele Mikrobiologen wie auch Impfkritiker sehen die Ursache von AIDS in einem Vitaminmangel. Vor einiger Zeit sah man im TV einen Mann in einer Frankfurter Wohnanlage für AIDS-Patienten. Er briet sich wie jeden Tag eine Pfanne voller Steaks, aß weder Salat noch Gemüse dazu und wunderte sich, dass er von all dem toten Fleisch keine Kraft bekam! Dagegen wundert sich der lustige Dr. Eckart von Hirschhausen darüber, dass es von der einzigen das Immunsystem stärkenden tierischen Kost, der Hühnersuppe, noch keine Zäpfchen gibt. Dass zu viel rotes Fleisch Saft und Kraft raubt, haben auch Rikschafahrer festgestellt, denen nach Fleischkonsum das Pedaletreten schwerfiel.

Auch wenn wir täglich illegale oder legale Drogen bzw. chemische Arzneien konsumieren, verlieren wir Vitamine und auf Dauer die Abwehrkraft. Ebenso führt häufig wechselnder Geschlechtsverkehr (HWG) zu Immunmangel, weil das Immunsystem stets mit Fremdprotein überlastet wird.

Behandeln wir die dadurch anfallenden Infektionen wiederum mit chemischen Keulen in Form von Antibiotika, Antipilzmittel und Kortison, schwächen wir die Körperabwehr weiter. Auch der Analverkehr strapaziert andauernd die Abwehrkraft: Die Haut des Anus ist im Gegensatz zur gepolsterten Vagina dünn und reißt leicht. Das Immunsystem arbeitet ständig in Sonderschichten, um diese Verletzungen zu reparieren. Im Laufe der Jahre werden die Abwehrkräfte stetig schwächer. Dazu kommen die den Analverkehr erleichternden Drogen. Der Stuttgarter Molekularbiologe Dr. Stefan Lanka vermutet:

Gesundheitsschädigende Nitrite (Poppers) und gängige AIDS-Medikamente zerstören auf Dauer das Immunsystem. Für diese Annahme spricht: Langzeitpositive, also Personen, die 10-20 Jahre *HIV* - positiv testeten, ohne AIDS zu bekommen, verweigern zu fast 100% Medikamente und nehmen alternativ-medizinische Mittel. Studien in Frankfurt, Chicago, Boston & London zeugen von positiven Ergebnissen alternativ-medizinischer Arzneien (Zur Lippe und Hauber et al. 1997).

Epidemiologische Hinweise deuten auf den Zusammenhang zwischen Poppers und der Entwicklung von AIDS hin. Insbesondere verursachen sie das Kaposisarkom. Poppers oder Nitrite (Amyl- bzw. Isobutylnitrit) schädigen das Immunsystem. Sie reduzieren die Fähigkeit des Blutes, Sauerstoff zu transportieren und verursachen Blutarmut. Benutzt werden sie, weil sie die Blutzufuhr im Penis erhöhen, die Schmerzschwelle heraufsetzen und die glatte Anusmuskulatur entspannen. Poppers steigert zudem das Orgasmusgefühl und löst milde Rauschzustände im Gehirn aus. Poppers wird vor allem, aber nicht ausschließlich von Homosexuellen benutzt. Empfehlenswert ist das wissenschaftlich fundierte Buch von Dr. med. Heinrich Kremer „Die stille Revolution der Krebs- und Aids-Medizin". Kremer warnt eindringlich vor der offiziellen „AIDS-Therapie", da es sich dabei um „ein Acquired Iatrogen Death Syndrom (AIDS), also um ein erworbenes, von Ärzten forciertes Todessyndrom" handle.

Ich arbeitete sieben lang Jahre freiwillig in der von Louise Hay gegründeten AIDS-Hilfegruppe und wollte die von Gustafson im Reagenzglas durchgeführte Studie an den ca. 300 meist jungen Männern verifizieren, die sich jeden Mittwoch am San Vincente Boulevard in West Hollywood trafen. Da jedoch zu wenige Langzeitpositive Auskunft gaben, leitete ich die Fragebögen an Personen mit Immunschwäche und Immunmangelkrankheiten weiter. Halima Neumann (siehe auch Seite 98) gab rund 30 Fragebögen an Patienten, die bei ihr Entsäuerungsseminare durchführten.

Neben Spirulina eignen sich Echinacea, Hypericin (Hauptwirkstoff Johanniskraut, konzentriert in *Jarsin300*), Glycyrrhiza (Süßholz), Viola und Ginkgo biloba, um das Immunsystem wieder aufzubauen.

Die Langzeitpositiven meiner Studie lehnen chemische Mittel ebenfalls ab. Sie achten auf gesunde Ernährung und körperliche Aktivitäten. Auch gehen sie einer regelmäßigen Beschäftigung nach. Vergleiche die positive Studie des AIDS-Spezialisten Dr. Terry L. Pulse im Kapitel *Sulfolipide und Glykolipide wirken gegen Krebs und AIDS (S. 51)*.

Spirulina ist ein ideales Lebens- und Heilmittel für AIDS-Patienten. Die Alge baut das Immunsystem systematisch auf und führt dem Körper dringend benötigte Vitalstoffe und mehr als 60% zellaufbauendes und -regenerierendes Eiweiß von höchster Qualität zu, ohne den Organismus durch schwere Verdauungsarbeit zu belasten. Und, dass Spirulina die Stimmung hebt, ist für alle an einem Gesundheitsproblem leiden, ein Segen.

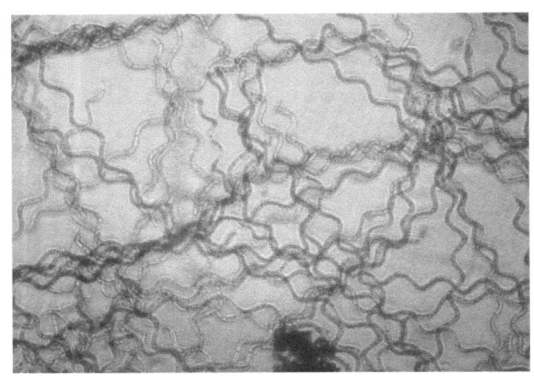

Untersuchungen rund um den Globus ergaben: Der regelmäßige Konsum von Spirulina führt dazu, dass sogenannte „HIV-Positive" „HIV" negativ testen.

Ich benutze Apostrophen, da ich daran zweife, dass ein HI-Virus überhaupt existiert bzw. es Verursacher von AIDS ist. Eine Reihe von Mikrobiologen beteuern, dass es bisher keinem Wissenschaftler gelungen sei, das so genannte *HI-Virus* (**H**uman **I**mmunodeficiency **V**irus) zu isolieren. Die *HIV-Fotos* enthielten keine genetisch analysierte, nur rein optisch virusähnliche Partikel.

Dennoch wird weiter auf falschen Annahmen die Angst vor Ansteckung geschürt. Ungeschützt Liebende werden kriminalisiert. Dabei sind die Voraussagen der an das Virus glaubenden Seuchengurus nach 25 Jahren nicht eingetroffen: GRID, wie die vor allem bei Drogensüchtigen und Homosexuellen auftretende Krankheit *Gay Related Immune Deficiency* genannt wurde, würde wie im Mittelalter weite Teile der Bevölkerung ausrotten, sollten keine geeigneten Medikamente und Impfstoffe dagegen entwickelt werden. Obwohl sich in dieser Richtung in einem Dritteljahrhundert nichts getan hat, ist die Einwohnerzahl Europas etwa gleich geblieben. Artet die AIDS-Forschung in einen Workshop für Wirrköpfe aus? Jedenfalls ist es kein Wunder, dass sich die *Spezialisten* alle widersprechen: Es gibt keine wissenschaftliche Logik hinter dem AIDS-Märchen. Warum?

Die gängigen HIV-Testverfahren sind nach Angaben der Hersteller unzuverlässig. Wenn Sie an schwerem Gelenkrheuma, MS im Spätstadium, Haut-TBC, Krebs, Lupus, Herpes oder an schwerem chronischem Alkoholismus leiden, können sie positiv testen. Tests sind sowieso meist nur für die Krankheitsindustrie positiv weil lukrativ. Im Übrigen schüren sie vor allem die Angst: Diese blockiert als größter Stressfaktor zusätzlich die Immunfunktion und verbraucht viel Energie.

Andererseits sind Viren nicht für chronische Krankheiten verantwortlich. Das angebliche *Human Immuno Deficiency Virus* kann auch gar nicht ansteckend sein, da sonst Männer und Frauen gleichermaßen betroffen wären. Doch nur in Afrika, dem Kontinent der verbotenen Pestizide, des Vitaminmangels, der Verstümmelung, der Kiffer und Drogenkonsumenten ist die Verbreitung von AIDS nicht geschlechtsspezifisch. Dass sich bei uns seit den 1980er Jahren das Verhältnis von männlichen und weiblichen AIDS-Patienten von 90:10 auf 80:20 veränderte, liegt z. T. an den gestiegenen Schönheitsoperationen, an Tattoos, Piercing, Analsex u. a. das Immunsystem schwächende Sexualpraktiken.

Da Hirngespinste sich nicht fotografieren lassen, gibt es auch kein Foto des Phantomvirus *HIV*, nur Zelltümmer oder Zellpartikel, die als *Fotos* verkauft werden. Eine Immunschwäche ziehen wir uns dann zu, wenn wir mit unserem Körper durch Medikamenten- oder Alkoholmissbrauch Raubbau treiben, uns übermäßig sorgen und ständig irgendwelchen blutigen Schönheitsmanipulationen oder anderen Mode- bzw. Machodiktaten unterwerfen.

Das größte Problem an AIDS leidender Personen ist der Mangel an Appetit und die damit verbundene Gefahr, dem Körper die benötigten Eiweiße zum Aufbau körpereigener Proteine nicht in ausreichender Menge zuzuführen.

Hier leistet Spirulina beste Dienste. Denn dreimal täglich ¼ Liter Frucht- oder Gemüsesäfte bzw. -brühen mit je 1 Esslöffel Spirulinapulver genügen, um das Immunsystem zu regenerieren, für seelisch-geistiges Wohlergehen zu sorgen, Angst abzubauen und den Organismus zu harmonisieren.

Vertrauen wir also besser auf unseren inneren Heiler statt auf säuernde Chemiegifte. Trinken wir lieber reines Wasser und essen wirklich lebende Mittel. Auch noch ganz wichtig: Sonnenenergie tanken, sich an der frischen Luft bewegen und die geistige Beschäftigung und das Ausruhen nicht vergessen! Wenn wir nach den Gesetzen der Natur leben, setzt die Selbstregulation des Organismus ganz von allein wieder ein. Denn unser innerer Heiler strebt nach Homöostase, also danach, sein „inneres Milieu" konstant zu halten.

• In den ersten US-Städten, in denen das Leitungswasser fluoridiert wurde, trat AIDS vier Mal mehr auf als in nicht fuoridierten Städten.

• Illegale Drogen, Medikamentenmissbrauch sowie Mangel an Nährstoffen und Vitaminen zerstören das Immunsystem im Lauf der Jahre.

• Medizinaldirektor em. Dr. Kremer nennt *AIDS ein von Ärzten forciertes Todessyndrom.*

• Häufig wechselnder Geschlechtsverkehr überfordert das Immunsystem mit dauerndem Input an Fremdprotein.

• *HIV*-Tests sind wegen hoher Falsch-positiv-Raten anzuzweifeln.

• Beim Analverkehr wird die dünne Haut des Enddarms ständig verletzt. Dies schwächt die körpereigene Abwehr. Ebenso negativ wirken wiederholtes Lifting, Faltenaufspritzung, Piercing und Tätowieren.

• Mit regelmäßigem Spirulinakonsum testen sogenannte HIV-Positive *HIV*-negativ, d. h. sie weisen eine 0-Quote auf der MWR-Skala auf.

Spirulina heilt Wunden und wirkt antibiotisch

Bereits in den 60er und 70er Jahren konnten Forscher aus aller Welt Folgendes demonstrieren: Spirulina beschleunigt die Wundheilung, fördert den Hautstoffwechsel, vermindert die Narbenbildung und hemmt das Wachstum von Bakterien, Hefen und Pilzen (Clement 1967, Martinez-Nadal 1970, Yoshida 1977, Jorjani und Amirani 1978). Auch produziert Spirulina vermehrt Antikörper (Hayashi 1998) und verhindert die Replikation von verschiedenen Viren mit Hüllen, wie z. B. des Herpes-simplex-1 (Verursacher der Lippenbläschen), des HCV (human cytomegalovirus), der Masern- und Mumpsviren, des *HIV* (Hayashi et al. 1994 und 1996) und des Influenzavirus Typ A. Von Letzterem entstehen wegen seiner Instabilität weltweit immerzu neue Stämme. Das Typ-A-Virus löst die schwerste Form der Influenza aus. Wenn eine Grippe mehr als einmal pro Jahr auftritt, deutet dies auf eine Immunschwäche hin; ebenso, wenn wir öfters unter Lippenherpes leiden. In diesem Fall wäre es am besten, die blaugrüne Lichtnahrung regelmäßig zu verwenden, da sie nachweislich das Immunsystem stärkt.

Beim ersten Kribbeln und Brennen die Lippen sofort mit einer wässrigen Spirulinalösung betupfen

oder mit einer befeuchteten Spirulinatablette. Zusätzlich ist es wichtig, lysinreiche Kost, wie Avocados, Bohnen, Buchweizen, Bioeier und Frischkäse zu verzehren und Argininhaltiges, vor allem Nüsse und Schokolade zu meiden. Wir können auch höhere Dosen der Aminosäure Lysin (Apotheke) einnehmen, um einen Herpesausbruch zu verhindern. Vor ein paar Jahren kreierte ich für mein Cranberrybuch Rezepte mit der Blasenschutzbeere. Seither verwende ich die Frucht als zusätzlichen Immunschutz zu Spirulina und bin so vor Lippenherpes und Blasenentzündung gewappnet. Auch 65 % (53 Personen) der Teilnehmer meiner fortlaufenden Studie von derzeit 84 Freiwilligen gab an, mit Spirulina eine verbesserte Immunfunktion zu haben bzw. weniger häufig an Infektionen zu leiden.

- Spirulina hemmt die Verbreitung von Viren, Bakterien, Hefen und Pilzen.
- Die Alge forciert die Wundheilung und reduziert die Narbenbildung.
- Spirulina verbessert die Immunfunktion.
- Der Mikroorganismus hilft bei Herpes.

Spirulina bietet rasche Hilfe bei Anämie

Blässe, Müdigkeit und Kurzatmigkeit künden von einer Blutarmut. Menstruierende Frauen und Schwangere, ältere Menschen sowie unterernährte und an blutenden Magengeschwüren leidende Personen sind oft anämisch. Die häufigst auftretende Form der Anämie ist die Eisenmangelanämie. Auch das Fehlen von Vitamin B_{12}, Folsäure und Vitamin E kann zu Blutarmut führen. Studien an Mensch und Tier beweisen: Spirulina ist eine ausgezeichnete Nahrungsergänzung, um diesen Mangelzustand innerhalb kurzer Zeit zu beheben. Denn es enthält alle o. g. Nährstoffe und das für die Bildung roter Blutkörperchen so wichtige Eisen in hoher biologisch verfügbarer Form. Frau Ursel C. aus Lübeck mailte mir am 8.7.14:
„Die Blutanalyse war sensationell. Ich hatte noch nie so hohe Eisenwerte. Dank Spirulina!
Die Absorption der Alge ist im Vergleich zu den gängigen Eisenpräparaten um 60 % höher (Takemoto 1982). Außerdem:
Eine einzige Überdosierung der leicht zugänglichen Arznei kann zum Tode führen.
(Galmén und Höjer (2014). Die schwedischen Forscher berichten von einer 20-Jährigen, die 4 Stunden nach der Eisenaufnahme hospitalisiert wurde, aber nicht mehr gerettet werden konnte.

Carlo Selmi und sein Team von der Universität Davis in Kalifornien und vom Fachbereich Medizin der IRCCS in Mailand Italy bestätigten die von T. Takeuchi 1978 durchgeführte Studie mit 8 jungen anämischen Frauen, deren Hämoglobinspiegel nach vierwöchigen Gaben von 4 g Spirulina nach jeder Mahlzeit normal waren. Diesmal wurden 40 Freiwillige getestet, 50 Jahre und älter. Im Laufe des 12-wöchigen Studienzeitraums gab es bei den Personen beiderlei Geschlechts einen stetigen Anstieg der durchschnittlichen Hämoglobinwerte (2011).

Meine Studie mit an Immunmangel leidenden Personen ergab: Die Probanden, die oft Penicillin, Sulfonamide und Kortison einnahmen, hatten erhebliche Immundefizite und litten an Anämie. Die anämischen Teilnehmer gaben an, dass sich nach dem Konsum von Spirulina ihre Blutwerte verbesserten. Sie wiesen einen normalen Hämoglobinspiegel auf (Meyer 2006). Angesichts dieser Befunde empfehlen verantwortungsvolle Heilexperten die Alge gern als blutbildende und zellregenerierende Zusatznahrung.

- Das in Spirulina organisch gebundene Eisen wird vom Körper besser aufgenommen als das gewöhnlicher Eisenpräparate.
- 4 g Spirulina nach jeder Mahlzeit behebt Anämie in einem Monat.
- Penicillin, Sulfonamide und Kortison führen zu Blutarmut.

Arthritis: Mit Spirulina beschwerdefrei

In der Schulmedizin werden zur Therapie der rheumatoiden Arthritis Analgetika eingesetzt, die Leberschäden verursachen. Oder Ibuprofen, das zu Magen-Darmproblemen mit Blutungen und Durchbrüchen führen. Sogar das entzündungshemmende Sulfonamid Sulfapyridin wird zur Therapie von schmerzhaften Gelenkentzündungen eingesetzt. Nebenwirkungen: Übelkeit, Erbrechen, Appetitlosigkeit und die verminderte Aufnahme des Vitamins Folsäure. Dass die natürliche Nahrungsergänzung Spirulina beste Ergebnisse garantiert, haben Mohamed M. Abdel-Daim und seine ägyptischen Forscherkollegen gezeigt, sogar bei Kolitis (2015). Dabei sind die Nebenwirkungen durchweg positiver Art: Energieschub, geregelter Stuhlgang, gute Leber-, Blutzucker-, Blutdruck- und Cholesterinwerte, gute Laune, guter Schlaf, weniger Hornhaut und Altersflecken, feuchte, weiche und elastische Haut …

Auch Gabriel Gutiérrez-Rebolledo und seine mexikanischen Kollegen konnten, wie bereits viele Forscher vor ihnen, in ihrer Studie den schützenden Effekt der Alge bei chronischer Entzündung bestätigen (2015).

In Deutschland leiden 12 bis 15 Millionen Menschen an länger andauernden oder wiederkehrenden Schmerzen. Etwa ein Viertel davon sind stark suizidgefährdet, weil ihnen nicht geholfen wird.

http://schmerzliga.de/download/Dossier_Schmerzliga.pdf

Spirulina wirkt besonders bei Gelenkschmerzen. Meist sind sie verursacht durch süße, fette und weiße Kleisternahrung, verbunden mit einem Mangel an Rohkost, reinem Wasser und Bewegung. Viele Forscher haben der Alge einen entzündungshemmenden Effekt bestätigt. Auch die Teilnehmer meiner fortlaufenden Studie geben an, kaum noch oder gar keine Schmerzen mehr zu haben. Es genügen 3 x 2 Spirulinatabletten pro Tag, um Schmerzen zu lindern oder aufzulösen. Ihre entzündungshemmenden Substanzen sind primär die Gammalinolensäure und das Enzym SOD. Siehe Erfahrungsberichte S.86 ff.

Kirlianfotografien, die ich vor und nach der Einnahme von Spirulina machen ließ, bestätigen die Wirkung gegen Inflammationen. Denn viele Entzündungspunkte, die mir der nach Peter Mandel arbeitende Arzt und

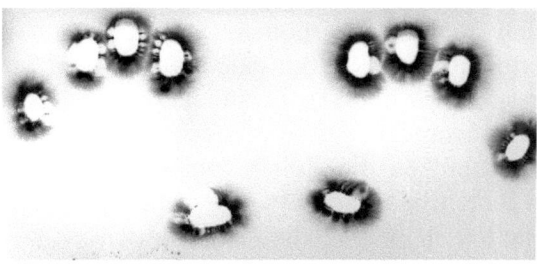

Heilpraktiker Jürgen Görke auf der ersten Aufnahme meiner Finger zeigte, waren auf der 2. verschwunden. Und das, obwohl diese nur wenige Minuten nach dem

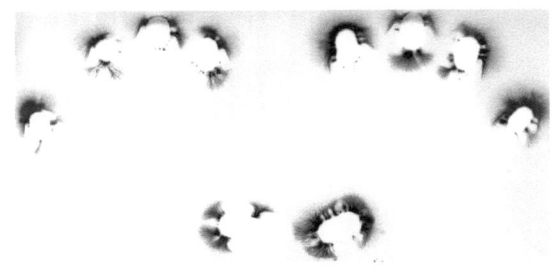

Einnehmen der Algentabletten angefertigt worden war.

Forscher der Universität Tempe in Arizona, USA, fanden in einer klinischen Pilotstudie heraus, dass organischer Schwefel (Methylsulfonylmethan oder MSM; siehe auch S. 30) dem Knorpel neue Festigkeit verleiht. Der Schwefelanteil in Spirulina könnte daher der Grund sein, weshalb die Konsumenten der Mikroalge ihre Beweglichkeit verbessern und ihre Gelenkschmerzen reduzieren! (Kim 2006)

Spirulina schützt vor Augenerkrankungen

Die Netzhaut des Auges benötigt Vitamin A in höchster Konzentration. Ein Mangel macht sich durch Nachtblindheit, trockene Augen und häufige Entzündungen bemerkbar.

Exzessives Fernsehen und Computerarbeit können den Bedarf an Vitamin A um ein Vielfaches erhöhen. Spirulina enthält zigfach mehr Carotinoide als Karotten. Sie werden in den Darmwänden zu Vitamin A umgewandelt. Diese orange-roten Pigmente schützen die Zellen vor schädigendem Lichteinfluss, wie etwa UV-Strahlen. Auch helfen sie bei Netzhautempfindlichkeit und Nachtblindheit. Spirulina ist somit ein wertvolles Nahrungsmittel für alle Personen mit Augenproblemen.

Ein klinischer Bericht von Dr. med. Yoshito Yamazaki, Dozent am *Tokyo College of Medicine and Dentistry* demonstriert: Spirulina verbessert das Sehvermögen bei Katarakt (grauer Star), Glaukom (grüner Star) und retinaler Hämorrhagie (Netzhautblutung). In dieser Studie mit 480 Teilnehmern zeigte sich, dass die Alge in 90% der geriatrischen Katarakte sehr effektiv war (Hills 1980). Rasiah Pratheepa Kumari und seine indischen Forscherkollegen konnten Spirulinas verzögernden Effekt bei Katarakt in vitro (im Reagenzglas) als auch in vivo (im lebenden Organismus) bestätigen (2013). Chinesische Augenärzte um L. Yang untersuchten 2009 Spirulinas Wirkung bei der Gefäßneubildung der Hornhaut. Sie wiesen dabei auf den Nutzen der Alge in der Therapie von Erkrankungen der Hornhaut und Augenentzündungen hin.

In einer indischen Studie erhielten 5000 Vorschulkinder mit Vitamin-A-Mangel 5 Monate lang täglich 1 g Spirulina. Diese Menge genügt, um den täglichen Bedarf an Betacarotin (Provitamin A) zu decken bzw. Blindheit vorzubeugen. Die mattweißen Bitotflecken im Lidspaltenbereich der Bindehaut verminderten sich von 80% auf 10% (Seshadri 1993).

Eigene Erfahrungen: Seit dem täglichen Verzehr von Spirulina bin ich frei von Bindehautentzündungen, die ich mir früher durch Zugluft (offenes Autofenster) oft zugezogen hatte. Mein Mann, ein Ex-Renn- und Testfahrer, nimmt regelmäßig Spirulina. Als der alte „Striezel" Stuck mit seinem Team Anfang des 21. Jahrhunderts in seinem, wie er sagte, *schwersten 24-Stunden-Rennen aller Zeiten*, den 3. Platz holte, raste mein noch um 9 Jahre älterer Mann in der Nacht fünf Stunden durch die Grüne Hölle. Peters junge Mitfahrer waren bei Dunkelheit weniger schnell gefahren, sodass er mit seinen Spirulina getunten Luchsaugen deren Nachtrunden zum Teil übernahm. Noch besser scheint Astaxanthin zu sein. 2012/13 testete ich 8 Flaschen des *Königs der Carotinoide*. Meine Augen verbesserten sich um 2 & 4 dpt.

- Arbeit am PC und Fernsehen erhöhen den Bedarf an Vitamin A. Die Alge beugt Bindhautentzündung, Katarakt, grünem Star und Netzhautblutung vor.
- Spirulinas hochkonzentriertes Betacarotin (Provitamin A) schützt die Zellen vor schädigendem Lichteinfluss (UV-Strahlen).

Spirulina wirkt gegen Azidose und Haarausfall

Überladen wir unsere Körpersäfte mit Säuren, büßen wir unsere Haarpracht und die innere Harmonie ein. Durch regelmäßigen Verzehr der in Sodawasser mit einem pH-Wert von 8,5 bis 11 kultivierten Mikroalge können wir vielen Leiden vorbeugen. Spirulina sorgt für ein ausgeglichenes Säure-Basen-Verhältnis.

Symptome eines sauren Milieus im Körper:
Schlaflosigkeit, Migräne, rheumatoide Arthritis, häufiges Seufzen, faul riechender Stuhl, mal hart und trocken, mal als Durchfall, Brennen im After, vermindertes Wasserlassen, Empfindlichkeit der Zähne beim Verzehr von sauren Früchten oder Essig, Brennen im Mund bzw. unter der Zunge und Haarausfall. Haarverlust ist meist mit Stress verbunden. In bestimmten Phasen des Lebens, wenn wir unter körperlicher und geistiger Anspannung stehen, gehen uns die Haare mitunter in Büscheln aus. In solchen Situationen hilft die basische Alge, Stresssäuren abzubauen.

Erfahrungsbericht: Frau Rita S. klagte im Frühjahr 1999 über Haarausfall. Ohne erkennbaren Grund begannen ihre langen Haare auszugehen und nicht mehr nachzuwachsen. Sie hatte nur noch etwa die Hälfte ihres Haarkleids übrig, als sie begann, Spirulina zu nehmen. Nach wenigen Tagen begannen neue Haare zu sprießen. Zwei Monate später zeigten sie bereits eine Länge von 2 bis 3 cm.

- Unsere Kost und das Trinkwasser sind heute säureüberschüssig und führen zu saurem Blut und zum Verlust der Haarpracht.
- Spirulina sorgt für ein ausgeglichenes Säure-Basen-Gleichgewicht, baut Stresssäuren ab und lässt die Haare wieder sprießen.

Spirulina senkt den Cholesterinspiegel

Mehrere Studien ergaben: Im Blut von an Arteriosklerose leidenden Menschen besteht ein Mangel an der fettspaltenden Lipase und anderen Enzymen. Darin gründet offenbar der cholesterinsenkende Effekt der enzymreichen Alge. Diesen konnten Devi und Venkataraman sowie Kato et al. bereits 1983 und 1984 nachweisen. Zwei Jahre später testete E.W. Becker und sein Team Spirulinas Potential, das Gewicht zu reduzieren. Dabei entdeckten die Wissenschaftler der Universität Tübingen zufällig die cholesterinsenkende Wirkung des Cyanobakteriums. Siehe S. 60. 1988 testeten Nakaya und Kollegen im Fachbereich der inneren Medizin der Universität in Tokai die Alge an 30 männlichen Freiwilligen. Bei einer Dosis von 4,2 g Spirulina pro Tag senkte sich der Wert des LDL-Cholesterins in acht Wochen von 243 mg/dl auf durchschnittlich 232,7 mg/dl. Diese Ergebnisse zeigen an: Der regelmäßige Konsum von Spirulina kann das Risiko, an einer Arteriosklerose zu erkranken, reduzieren. Auf diese positive Prognose kamen auch Zbynek

Strasky und sein Team Ende 2013 von der Pharmazeutischen Fakultät der Universität in Prag.

Lipoproteine mit niedriger Dichte (LDL= low density lipoprotein) gelten als Risikofaktoren. Lipoproteine mit hoher Dichte (HDL = high density lipoprotein) schützen gegen Arterienerkrankungen. Je höher der HDL - Wert zum Gesamtcholesterin, desto besser das Verhältnis Z. B.: Gesamtcholesterin 210 zu HDL 80 = 2,6. Zwar ist der Cholesterinwert leicht erhöht, aber unbedenklich aufgrund der guten Ratio.

- Der Mikroorganismus senkt den Cholesterinspiegel und beugt dem Herzinfarkt vor.
- Spirulina senkt das *schlechte Cholesterin* (LDL) und reduziert somit das Risiko, an Ablagerungen in den Arterien zu erkranken.

Die Schraubenalge wirkt gegen Depression

Es ist bekannt: Optimisten leben länger. Dies fanden Toshihiko Maruta und seine Kollegen 2000 in einer über 30 Jahre dauernden Studie an der Mayo-Klinik heraus. Oft führt ein Mangel an bestimmten Nährstoffen zu Depressionen. Tabletten gegen Bluthochdruck oder Magensäure (Antazida), Entwässerungspillen, Schmerztabletten, manche Herzmittel, Antibiotika und die Antibabypille können indirekt depressiv machen bzw. dazu führen, dass Nährstoffe, wie Vitamin C, Vitamin B_6 und B_{12}, Folsäure, Magnesium, Calcium oder Zink verbraucht werden. Erwiesen ist auch: Niedergeschlagenheit und neurologische Probleme sind auf einen Mangel der Aminosäuren Phenylalanin, Tyrosin, Tryptophan oder Histidin zurückzuführen. Phenylalanin erhöht die Endorphinproduktion des Gehirns und hilft somit, Stress und Beklemmungszustände zu lindern. Auch Magenüberfüllung und Bewegungsmangel können den *Blues* zugrunde liegen. Diese Weltuntergangsstimmung kann sich zur Melancholie entwickeln. William Dufty weist in seinem bemerkenswerten Buch *Zucker Blues* auf den Zusammenhang zwischen dem *Suchtstoff Zucker* und Anfälligkeiten für Erkrankungen aller Art hin, einschließlich Depression, Konzentrationsschwäche und Geisteskrankheiten.

Die Alge wirkt gegen Depression: Sie erheitert das Gemüt, hemmt die Sucht nach Süßem, und wir brauchen weniger Medikamente.

Spirulinas ausgezeichnetes Aminosäureprofil, die Säure puffernden alkalischen Mineralien und die konzentrierten B-(Stress)Vitamine heben die Stimmung. Sie führen zu Harmonie und Wohlbefinden. Die Mineralien Calcium und Magnesium aktivieren die Neurotransmitter. Sie sind wichtig für die Übertragung der Nervenimpulse.

58 % (49) der Teilnehmer meiner fortlaufenden Studie von 84 Freiwilligen gaben positive Veränderungen ihrer Gemütsverfassung an. Dabei zeigte sich die aufheiternde und harmonisierende Wirkung z. T. schon bei der ersten Einnahme.

- Viele Medikamente machen depressiv.
- Völlerei, Süßes und Bewegungsmangel können zur Melancholie führen.
- Doppeleffekt der Alge: hebt die Stimmung, hemmt das Suchtverhalten.

Spirulina stoppt Krebswachstum in 3 Tagen

Jeder vierte Deutsche stirbt an Krebs. Diese Diagnose stürzt die Betroffenen in tiefe Verzweiflung. Sie ist aber keine Verdammnis, sondern will uns darauf aufmerksam machen, dass wir unserem Körper zu viel des *Guten* zugemutet oder den krebsfördernden Faktoren zu wenig vorgebeugt haben.

Bei der Diagnose Krebs ist der tägliche Konsum von 3 Esslöffel Spirulina ratsam, bis zur Heilung tierische Fette und Süßwaren zu meiden und aktiviertes Wasser zu trinken (Meyer 2016). Tierische Fette und Zucker fördern Entzündungen und schwächen die Abwehrkräfte. Daher streichen Sie sie besser bis zum Verschwinden der Krebszellen ganz vom Speiseplan!

Wir belasten uns mit radioaktiven Strahlen, Elektrosmog, Nahrungs- und Haushaltschemie. Unser Leitungswasser enthält Schwermetalle, Uran, Nitrat, Pestizide und krebsfördernde bzw. antibiotische Arzneien, die von Kläranlagen nicht unschädlich gemacht werden. Mit natürlichen Mitteln haben wir die Chance, den kranken Auswüchsen unserer Zivilisation beizukommen. Spirulina erwies sich in unzähligen Studien als exzellentes Nahrungsheilmittel zur Krebsvorbeugung und -hemmung. Denn:

Der blaugrüne Mikroorganismus enthält zahlreiche Substanzen mit Anti-Krebswirkung. Er wirkt sich höchst positiv auf die Produktion des Tumor-Nekrose-Faktors (TNF) aus. Das gewöhnlich von aktivierten Makrophagen (große Fresszellen) gebildete Protein mit antitumoraler Wirkung löst selektiv Tumorzellen auf. Sofern sie nicht durch zu viele Genussmittel, chemische Medikamente und giftige Substanzen inaktiv werden.

Bereits eine geringe Dosis Spirulina kann einen erheblichen Heileffekt haben. Dies beweisen die indischen Forscher um Babu Mathew im südlichsten Bundesstaat Indiens. Sie verabreichten 44 Pan-Tabakkauern aus Kerala, die an einem Vorstadium von Zungenkrebs litten, täglich nur ein Gramm Spirulina. Die Kontrollgruppe der Tabakkauer erhielt ein Scheinmedikament.

> In Indien wird fast an jeder Straßenecke Pan angeboten. Die Alkaloide dieser in Tabakblätter eingewickelten Betelnüsse mit scharfer Chilisoße wirken anregend. Während einer Indienreise probierten wir dieses feurige Genussmittel und glichen hinterher Vampiren. Unter der indischen Bevölkerung kursieren zahlreiche Witze über die Pan-Tabakkauer und ihre *Blutschnuten*.

Von den Teilnehmern, die Spirulina erhielten, waren nach nur einem Jahr 20 ganz ohne Krebszellen. Von den 43 Personen der Placebogruppe waren nur 3 völlig geheilt! Es kostet somit gar nicht viel, Krebs vorzubeugen und zu heilen!

Bereits Anfang der Achtziger wurde erkannt, dass das blaue Proteinpigment Phycocyanin die Aktivität der Lymphozyten steigert. Letztere weiße Blutzellen bilden einen Schutz gegen die Entwicklung von Tumoren. Qureshi et al. demonstrierten 1995, dass ein wasserlöslicher Extrakt von Spirulina die Abtötung von Tumorzellen durch natürliche Killerzellen erhöht. 2007 stellten Roy und Kollegen fest: Spirulinas Phycocyanin bewirkt den programmierten Zelltod von Leberkrebszellen. Die Mikroalge eignet sich somit als Mittel gegen Krebs bei Leberkarzinom. Auch Orie Joshinari und ihre japanischen Kollegen von der Universität Yamagata bestätigten 2013 Spirulinas Leber schützende Wirkung.

Wegen seines hohen Betacarotingehalts wurde der Mikroorganismus hinsichtlich seiner Anti-Krebs-Wirkung an der Harvard University School of Dental Medicine (Zahnmedizinische Universität) in Boston getestet. In drei unterschiedlichen Studien in den Jahren 1986, 87 und 88 konnten Schwartz und Shklar beweisen: Spirulina reduziert die Anzahl und Größe von Tumoren und bremst die Entstehung bzw. verhindert die Entwicklung von Krebs. Die Forscher stellten fest: Krebsgeschwüre werden im Anfangsstadium vermutlich durch eine Immunreaktion zerstört. Bei den aktivierten Lymphozyten handelte es sich um T-Zellen (thymusabhängige Lymphozyten).

Auch bei Hautkrebs empfiehlt sich Spirulina. Da mein entfernter Verwandter Terry Melcher an Hautkrebs starb, freut es mich besonders, noch diese Studie gefunden zu haben:

Neuere Untersuchungen ergaben, dass Spirulina gegen chemisch herbeigeführten Brustkrebs bei Ratten wirkt (Ouhtit et al. 2014) und bereits nach dem dritten Tag der Einnahme den so gefährlichen Bauchspeicheldrüsenkrebs hemmt (Koníčková et al, 2014; siehe auch S. 37). Es wäre für Menschen und Tiere erträglicher, den Nebenwirkungsfreien Mikroorganismus vor allem an Menschen zu testen, ohne den Tieren unnötig schreckliches Leid zuzufügen. Denn als Ergänzung traditioneller drastischer Maßnahmen hilft das blaugrüne Wunder, Haut, Schleimhäute und Haare zu schützen. Diese leiden gewöhnlich unter Chemotherapie und Strahlenbehandlung.

Herr D. Alberts, bei dem Lungenkrebs diagnostiziert worden war, kann dies bestätigen: Während seiner 5 Chemos und 30 radiologischen Behandlungen gab ihm seine Frau Spirulina. Im Gegensatz zu anderen Krebspatienten, die auch mit Strahlen therapiert wurden, konnte Herr A. sein Gewicht halten und sah besser aus. Spirulinas Zellwände bestehen nicht aus harter Zellulose, sondern aus weichen, löslichen Mukopolysacchariden (Hyaluronsäure). Daher ist es trotz des hohen Eiweißgehalts von rund 60% enorm schnell verdaut. Für die meist appetitlosen Kranken ist dies von Vorteil. Ihr Abwehrsystem hat schon genug zu tun, um Krebszellen abzutöten, Gifte auszuscheiden und Abwehrzellen zum Kampf gegen eindringende Erreger zu mobilisieren. Die komplexe Arbeit der Nahrungsaufspaltung in den für das Blut aufnahmefähigen flüssigen Zustand bedeutet eine weitere erhebliche Anstrengung. Dies muten wir besser keinem kranken Organismus zu. Dagegen gelangen die Supernährstoffe der Mikroalge bereits durch die Mundschleimhaut ins Blut und stellen ihre aktivierende und heilende Wirkung unter Beweis.

• Bei Diagnose Krebs: unbedingter Verzicht auf Tierfette und Zucker!

• Spirulina fördert die Abtötung von Tumorzellen durch Killerzellen; ihr Blaupigment eignet sich als Antikrebsmittel bei Leberkrebs.

• Der Mikroorganismus reduziert die Nebenwirkungen von Chemotherapie und Strahlenbehandlung. Er schützt Haut, Schleimhäute und Haare.

• Spirulina bietet das zum Muskelaufbau notwendige Eiweiß in höchster Konzentration (rund 60%) und in leicht verdaulicher Form.

Die *Wunderalge* hilft bei Kolon- und Magenschleimhautentzündung

Eine Gastritis bzw. Magen- oder Zwölffingerdarmgeschwüre werden häufig durch Medikamente, z. B. Aspirin, Alkohol oder extremen Stress verursacht. Sie äußern sich oft durch Übelkeit, Brechreiz und Beschwerden im Oberbauch, die oft nach dem Essen verstärkt auftreten. Die Therapie mit Protonenpumpenhemmer bzw. *Magenschutz* kann

zu Müdigkeit, Schwindel, Kopfschmerzen, Schlafstörungen, Hautveränderungen und veränderten Leberwerte führen.
https://de.wikipedia.org/wiki/Protonenpumpenhemmer

Mohamed M. Abdel-Daim und seine ägyptischen Forscherkollegen fanden heraus, dass Spirulina sich zur Behandlung der chronischen Dickdarmentzündung besser eignet als das entzündungshemmende Medikament Sulfasalazin (Abdel-Daim et al. 2015). Die entzündungshemmende Alge neutralisiert zudem Säuren und reduziert Symptome.

Der segensreiche Mikroorganismus bildet einen schützenden Belag im Magen-Darm-Trakt. Seine Glutaminsäure sorgt für einen Säuren-Basen-Ausgleich und reduziert die Sucht nach Süßem und Alkohol.

Beides sind Auslöser oder Mitverursacher der Beschwerden. Spirulinas hoher Anteil an Vitamin E reduziert die Magensäure. Letzteres hilft, die Schmerzen zu lindern und die Heilung zu fördern. Auch die essenziellen Fettsäuren wirken sich günstig auf die Heilung aus und beugen neuen Geschwüren des Magen-Darm-Trakts vor. Die Enzyme und B-komplex-Vitamine des blaugrünen Lichtträgers sorgen für eine gute Verdauung und reduzieren Entzündungen.

Sein hoher Eisengehalt sowie die Vitamine B_{12} und Folsäure kurieren eine durch Magenblutungen herbeigeführte Blutarmut.

Erfahrungsbericht: Frau Müller aus U. litt von 1989-98 an durch Stress verursachte Magengeschwüre, verbunden mit Anämie. Mit 6 Spirulinatabletten pro Tag war sie ohne Beschwerden.

• Medikamente und Alkohol greifen die Magenschleimhaut an.

• Spirulina bildet einen schützenden Belag im Magen-Darm-Trakt.
• Der Lichtträger heilt durch Schmerzlinderung und Entzündungshemmung.

Das *Grüne Gold* schützt Leber und Nieren

Unsere heutige Kost enthält zu viel Tiereiweiß und schadet daher Leber und Nieren. Diese Organe müssen nämlich die Abfallprodukte verarbeiten. Das im Darm durch bakteriellen Abbau von Eiweiß gebildete Ammoniak gelangt über den Pfortaderkreislauf in die Leber. Dort wird es zu Harnstoff abgebaut und über die Nieren ausgeschieden. Wir vermeiden es daher besser, unsere Entgiftungsorgane mit zu viel tierischem Eiweiß zu belasten. Sonst könnten wir uns eine Selbstvergiftung im Darm zuziehen: Säurebildung und Haarverlust sind nur einige der Konsequenzen. Chemische Arzneien, säuernde Kost und Umweltgifte belasten die Entgiftungsorgane und können zu schweren Schädigungen führen. Die blaugrüne basische Proteinkost puffert den Überschuss an Säuren in der Nahrung ab und entsäuert die überlasteten Organe. Die ausleitende Wirkung der Alge wurde oft bestätigt: 2008 von Pane und seinen italienischen Forscherkollegen. Sie testeten die Aufnahme von Kadmium und Zink durch Spirulina und fanden folgendes heraus: Die Absorptionsfähigkeit von Kadmium war mit 84-88,7 % höher als die von Zink mit 54,5-68 %. Dies ist besonders wichtig in der Ernährung von Mensch und Tier. Da die Alge den Organismus von toxischen und radioaktiven Substanzen befreit, kann sie eine Nierenvergiftung verhindern. Vadiraja und Kollegen konnten 1998 Folgendes beweisen:

Das Blaupigment Phycocyan schützt unter anderem die Leber vor Tetrachlorkohlenstoff. Trotz Spirulinas hohem Proteingehalt erhöhte sich die Harnsäure im Blut von unterernährten Patienten, die im Hospital Bichat in Frankreich 80 - 90 g Spirulina pro Tag erhielten, nicht nennenswert (Santillan 1974).

Auch Gitte S. Jensen und ihre US-amerikanischen Forscherkollegen konnten in einer zwei Wochen dauernden doppelblinden, plazebokontrollierten klinischen Studie mit 24 Personen aus dem Süden von Oregon Folgendes zeigen: Das Blaupigment Phycocyan in Spirulina verbessert die Leberfunktion und den Stoffwechsel (2016).

Zhi Huang und Winjie Zheng konnten in China nachweisen, dass Selenreiche Spirulina gegen Leberfibrosen wirkt (2007).

In der fortlaufenden Studie gaben von derzeit 84 Probanden 35 verbesserte Leberwerte an. Das bestätigt den Leber regenerierenden und Nieren entgiftenden Effekt der Alge, zumal nicht alle Teilnehmer ihre Leberwerte untersuchen ließen. Die Verbesserungsrate ist vermutlich weit höher.

- Zuviel Tiereiweiß führt zu Säurebildung, Haarverlust, Leber- und Nierenschwäche
- Spirulina puffert überschüssige Säuren und schützt Leber und Nieren.
- Der blaugrüne Lichtträger wirkt nachweislich ausleitend und kann somit eine Vergiftung der Ausscheidungsorgane verhindern.

Spirulina schützt vor Strahlenschäden

Unzählige Untersuchungen mit Tschernobylkindern bestätigen Spirulina einen deutlichen Schutzeffekt gegen Gammastrahlen, die bei faktisch allen Kernreaktionen entstehen. Die schützende Wirkung beruht vermutlich auf der Stabilisierung der DNS, den universellen Trägern der Erbinformation. Es ist übrigens einerlei, ob wir vor oder nach der Bestrahlung Spirulina einnehmen. Tatsache ist:

Die Überlebensnahrung reduziert die Strahlendosis von Nahrungsmitteln, die mit den radioaktiven Substanzen Caesium 137 und Strontium 90 kontaminiert sind.

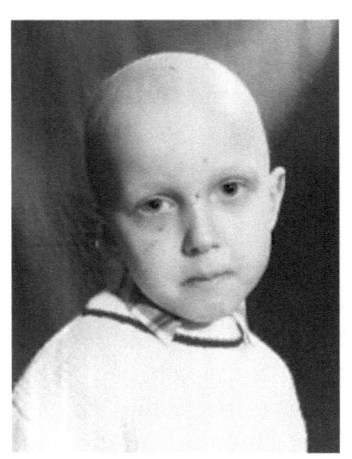
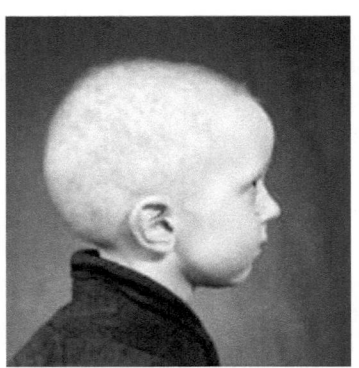
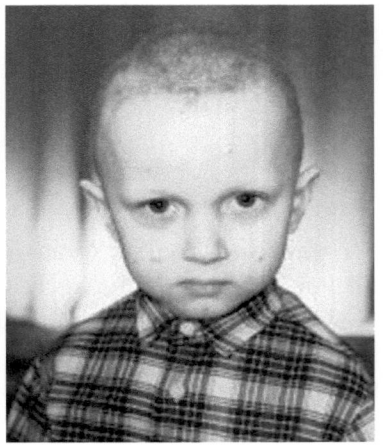

Dies zeigt sich durch den deutlichen Rückgang der Radioaktivität des Urins nach bereits kurzzeitigem Spirulinakonsum.

In Tschernobyl verabreichten Loseva und Dardynskaya 100 Kindern drei Wochen lang täglich 5 g Spirulina. In dieser kurzen Zeit reduzierte sich die Radioaktivität des Urins um die Hälfte (1993). In Russland ist Spirulina ein anerkanntes medizinisches Nahrungsmittel. Meinen Bestseller *Spirulina, das blaugrüne Wunder* gibt es auch in russischer Sprache.

Weitere Studien finden Sie auf meiner Webseite: www.marianne-e-meyer.com

Dr. L. P. Loseva vom Wissenschaftlichen Forschungsinstitut für Strahlenmedizin Minsk gab einem 4½-jährigen Jungen eine Spirulinasorte mit mehr organisch gebundenem Zink. Seit seiner Geburt leidet Sergei K. an Lebensmittelallergien. Grund ist eine beruflich bedingte Blei- und Kadmiumbelastung der Mutter während der Schwangerschaft. Im Februar 1998, zwei Monate nach der Einnahme von Spirulina, spross das Haar des Kindes zum ersten Mal in seinem Leben. Sieben Monate später zeigte sich vermehrter Haarwuchs und ein deutlich verbessertes Hautbild.

Wir sind überall von ionisierenden Strahlen umgeben, ohne sie zu riechen oder zu schmecken. Daher schützen wir uns besser durch die tägliche Algenkost. Damit verhindern wir die Akkumulation absorbierter Strahlenenergie und folglich den Verlust der biologischen Funktion. Wenn wir Interkontinentalflüge planen, uns mit Strahlen behandeln lassen oder in der Nähe von Kernkraftwerken wohnen, sind wir bestens beraten, wenn wir Spirulina in größeren Mengen zu uns nehmen. Mit 10 g täglich können wir Leukämie, grauem Star, Herzgefäßkrankheiten, Diabetes und anderen Leiden vorbeugen.

• Spirulina stabilisiert vermutlich die DNS.

• Täglich 5 g Spirulina halbiert die Radioaktivität des Urins in drei Wochen.

• Vor oder nach Röntgenuntersuchungen und Interkontinentalflügen schützt Spirulina vor den negativen Wirkungen schädlicher Strahlen.

• Bei durch Kadmium- und Bleibelastung verursachtem Haarverlust sprießen zwei Monate nach der Einnahme von Spirulina die Haare.

Hilft Spirulina gegen Tinnitus?

Mit Fragezeichen deshalb, weil auch ich zu den 10-15 % Erwachsenen gehöre, die mit Ohrgeräuschen zu tun haben. Mein Sirren im rechten Ohr ist leicht, und ich will lieber nicht testen, ob es ohne Spirulina und Schüßlersalzen 1,3,5,7,10 und 11 stärker ist.
http://www.naturheilpraxis-am-wald.de/schuessler-salze-bei-tinnitus.html

Seinerzeit sagte der Ohrenarzt zu mir, damit müssen Sie halt leben. Vor Kurzem erhielt ich eine E-Mail von Dr. med. Dirk-Bijan Zarrinnam. Er habe vier Patienten mit einem Tinnitus (akut bis 2 Jahre alt) innerhalb weniger Tage mit dem konzentrierten Spirulinaextrakt *Spiruli* (3 Drinks pro Tag: www.spiruli.com) heilen können. Lediglich ein Patient mit einem seit Jahrzehnten bestehenden Tinnitus sprach nicht auf die Behandlung an. Er fragte mich nach Studien hierzu. Ich fand folgende Online-Studie:
http://www.ncbi.nlm.nih.gov/pmc/articles/PMC3606192/

Juen-Haur Hwang und seine koreanischen Kollegen zeigten in dieser Studie mit 4 Gruppen von je 24 Mäusen, dass ein Spirulinawasserextrakt und seine aktive Komponente C-Phycocyanin (C-PC) den salicylatherbeigeführten Tinnitus reduzieren kann. Erst durch dieses Untersuchungsergebnis kam ich darauf, salicylathaltige Nahrung zu checken und siehe da: Die von mir täglich verzehrten Gemüse- und Obstsorten, Nüsse und Gewürze enthalten sehr viel von diesem mehr als ASS oder Aspirin bekannten Stoff! Falls Sie testen wollen, ob Ihre Ohrengeräusche abnehmen, wenn Sie weniger salicylathaltige Nahrung zu sich nehmen, finden Sie hier Lebensmittellisten:

www.bermibs.de/fileadmin/pdf/naturarzt_und_anderes/salizylhaltige_nahrungsmittel.pdf
http://samter-trias.de/salicylsaeuregehalt-lebensmittel/
http://samter-trias.de/tabelle-salicylsaeure-histamingehalt-nuesse-samen/

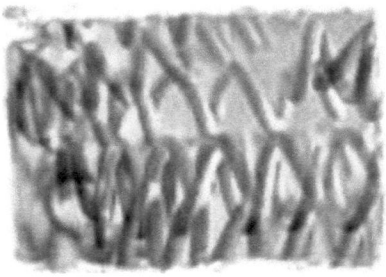

Sofern Sie der englischen Sprache mächtig sind, können Sie unter folgenden Links 2 ausgezeichnete Zusammenfassungen über die Spirulina im Gesundheitsmanagement bestellen (A. Kulshreshtha et al. 2008 und M.E. Gershwin, A. Belay 2009).
www.ncbi.nlm.nih.gov/pubmed/18855693
www.researchgate.net/publication/227076610_M_E_Gershwin_A_Belay_eds_Spirulina_in_human_nutrition_and_health

VI. WER PROFITIERT VON SPIRULINA?

Blaualgen sollen einst beim Begrünen der Erde die Sauerstoffatmosphäre geschaffen haben. Daher können wir sie als Muttersubstanz von Flora und Fauna betrachten. Da alle Pflanzen und Tiere einschließlich des Menschen auf diese Mikroorganismen angewiesen waren, kann alles Lebendige auch heute von Spirulina profitieren. Sollte also irgendetwas fehlen, können wir, unsere animalischen Freunde und alle Pflanzen es von dieser einzigartigen Lichtnahrung erhalten. Denn sie kann aufgrund ihrer blauen, grünen und orangeroten Pigmente wie kein anderes Gewächs die Sonnenenergie speichern.

Das Wasser von Lourdes bezeichnen wir aufgrund seiner ungewöhnlichen Frequenzen als Lichtwasser. Es weist, wie Spirulina das gesamte Lichtspektrum des Regenbogens auf. Wir sind von der Sonne abhängig. Daher ist es auch kein Wunder, dass Spirulina, *der Sonnenphotonenspeicher par excellence* uns, unsere Haustiere und unsere Pflanzen so rundum zufrieden macht.

Werdende Mütter stellen die Weichen für gesunde Kinder

Mit der Supernahrung Spirulina können Frauen während der Schwangerschaft und Stillzeit Nährstoffmängel vermeiden. Der Vorteil dabei ist, dass Eisen, Calcium und alle anderen Vitalstoffe der Alge vom Körper viel besser aufgenommen werden als anorganische Mineralpräparate. Allerdings ist es besser, aufgrund ihrer ausleitenden Wirkung bereits ein halbes Jahr vor der Schwangerschaft mit der Einnahme zu beginnen. Denn eventuell eintretende Entgiftungsprozesse könnten das Ungeborene belasten. Beim Wunsch nach Kindern wäre es ideal, wenn ein Jahr vor der geplanten Empfängnis beide Elternteile ihren Vitalstofftank mit Spirulina auffüllen könnten. Die Alge stimuliert nämlich, wie übrigens auch die von Peter Kelder formulierten *5 Tibeter*, alle Drüsen. Sie kann daher die Geschlechtsdrüsen zu vermehrter Hormonausscheidung anregen sowie die Spermienquantität und -qualität verbessern.

• Spirulina gleicht Nährstoffmängel während der Schwangerschaft und Stillzeit aus.
• Am besten beginnen beide Elternteile ½-1 Jahr vor der Zeugung mit der Einnahme.

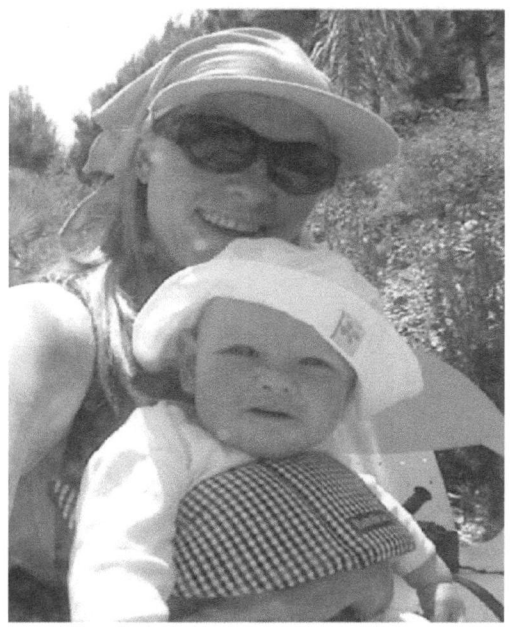

Menstruierende Frauen leiden oft unter Eisenmangel

Gebärfähige Frauen leiden durch den monatlichen Blutverlust oft unter Eisen- und Folsäuremangel. Spirulina enthält Eisen, Folsäure sowie Chlorophyll, Vitamin B_{12} und andere blutbildende Stoffe. Diese essenziellen Elemente sorgen dafür, dass es nicht zu Schwäche und Schwindel kommt. Außerdem mildert der regelmäßige Konsum des Algenkonzentrats prämenstruelle Beschwerden.

Kinder leisten mehr und quengeln weniger

Viele Kinder mit ADHS haben Mängel an essenziellen Nährstoffen, die eine gesunde Entwicklung des Gehirns beeinträchtigen und zu ADHS-Symptomen führen.

Der *Zappelphilipp* im Struwwelpeter mag uns ein Schmunzeln entlocken. Haben wir aber selbst so einen Plagegeist im Haus, kann das Leben zur Hölle werden. 2005 bezifferte die Bundesärztekammer 3-5 % der Kinder und Jugendlichen in Deutschland als ADHS-betroffen. Die Ergebnisse internationaler Veröffentlichungen lagen mit Größen zwischen 4 und 26 % deutlich höher.

www.diss.fu-berlin.de/diss/servlets/MCRFileNodeServlet/FUDISS_derivate_000000005106/03_Lattouf_Theoretische_Hintergruende.pdf;jsessionid=DCFD1A5DE-B5F6D36433CD1EFBA798186?hosts=

Zahllose Publikationen zum Thema Aufmerksamkeitsstörungen und Hyperaktivität zeugen davon. Die Betroffenen (80 % Jungen) leiden meist unter Zuckerstoffwechselstörungen und Allergien. Auch kommen Belastungen durch Quecksilber (Amalgam) vor, die sie über die Muttermilch erworben haben, oder durch Umweltgifte: z. B., Pestizide im Rasen, auf dem die Jungs gern herumtollen.

Ungezählte Untersuchungen zeigen: Spirulina mindert Stress und gleicht Stimmungs- und Blutzuckerschwankungen aus, fördert den Stoffwechsel, hemmt allergische Reaktionen und eliminiert Schwermetalle. Die Alge bietet Kindern wichtige

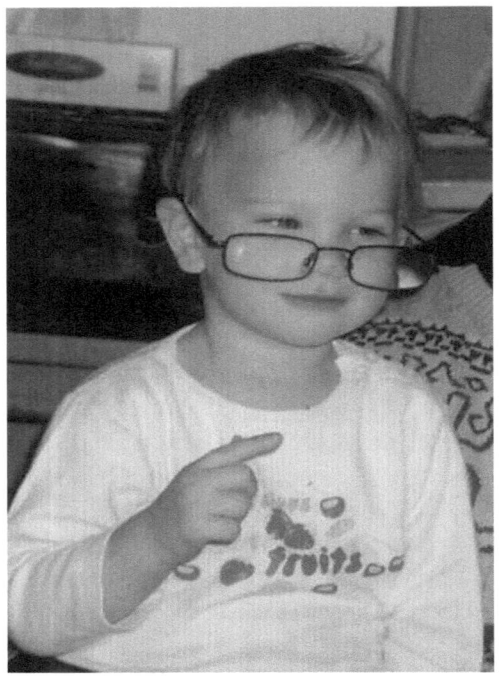

Nährstoffe für eine gute Gehirn- und Nervenfunktion. Sie entspannt und sorgt für Energie und geistige Belastbarkeit. Daher kann sie als nebenwirkungsfreie Alternative für chemische Arzneien, wie z. B. Ritalin, Verwendung finden.

- ADHS-Betroffene haben Mängel an lebenswichtigen Nährstoffen. Daher ist die vitamin- und mineralhaltige Alge essenziell.
- Hyperaktive Kinder leiden oft unter Vergiftungen und sprechen daher besonders gut auf die entgiftend wirkende, harmonisierende und balancierende Spirulina an.
- B-Vitamine und basische Mineralien wirken beruhigend und ersetzen Ritalin, am besten in Verbindung mit Verhaltenstherapie.

Vegetarier vertrauen auf Spirulinas hochwertiges Eiweiß

Das hochwertige Eiweißkonzentrat ist besonders beliebt bei Veganern und Vegetariern, da es mehr als 60% hochwertiges Protein enthält. Dieses ist im Gegensatz zum Eiweiß von Tier und Getreide besonders rasch verdaut. Daher belastet es den Organismus nicht mit mühsamer Verdauungsarbeit.

Spirulina wird aufgrund ihrer Vielfalt an Nährstoffen und Antioxidantien geschätzt: besonders wegen des Vitamin-B_{12}-Gehalts. Siehe auch Kapitel *Brauchen wir tierisches Eiweiß?* und *Spirulina enthält aktives Vitamin B_{12}*.

- Spirulina enthält rund 60% hochwertiges, leicht verdauliches Eiweiß und für den menschlichen Organismus verfügbares Vitamin B_{12}.
- Spirulinas Protein ist rasch verdaut.

Erlaubtes Doping: Kraftnahrung für Schwerarbeiter und Athleten

Leistungssportler und Menschen, die körperlich hart arbeiten, benötigen besondere Nährstoffe, die unsere heute übliche Kost kaum enthält. Deshalb wird die konzentrierte Kraftnahrung immer beliebter. Sportler konsumieren Spirulina gern vor einem Wettbewerb oder vorm Joggen, da sie mit einem sofortigen Energieschub und verbesserter Kondition rechnen können. Die in Spirulina enthaltene Aminosäure Isoleucin ist besonders wertvoll: Sie sorgt für Energie und Ausdauer und ist am Reparieren des Muskelgewebes beteiligt. Der Proteinbaustein Phenylalanin hilft, Schmerzen zu lindern und hebt die Stimmung. Speziell von

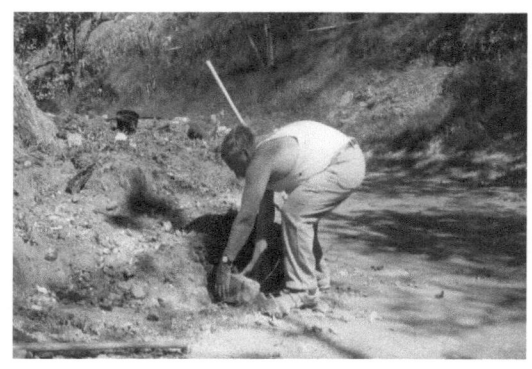

der Aminosäure Tryptophan können Leistungssportler profitieren: Sie mindert Stress, gleicht Stimmungsschwankungen aus und sorgt für guten Schlaf. Dieser ist gerade vor einem Wettkampf wichtig. Der Proteinbaustein Valin ist für Athleten und Schwerarbeiter unerlässlich. Er sorgt für den Muskelmetabolismus, die Reparatur des Gewebes und für die Aufrechterhaltung eines ausgewogenen Stickstoffhaushalts im Körper. SOD und die anderen zahllosen Enzyme sowie die Gammalinolensäure der Alge lindern Blutergüsse und Entzündungen. Auch verhindern sie Gelenkabnutzungen. 2006 testeten Lu und seine taiwanischen Forscherkollegen die Wirkung der Alge beim Vorbeugen von Muskelschäden. 16 Studenten nahmen Spirulina drei Wochen lang zu ihrer normalen Kost. Die Resultate am Laufband legen nahe: Die Alge eignet sich zum Vorbeugen von Muskelschäden. Zudem zögert sich die Ermüdung beim Training hinaus.

Leistungssportler aus aller Welt nutzen bereits den energetisierenden Effekt der Mikroalge. Sie nehmen zehn oder mehr Tabletten ½ Stunde vorm Training oder Wettkampf. Der hawaiianische Marathonläufer Kawika Spaulding nahm jeden Tag 50 bis 60 Spirulinatabletten auf der 3000-km-Strecke von Los Angeles nach New York ein. Nur 5 der 14 Läufer kamen an. Im Hawaiirennen, das über 228 Meilen ging, siegte der zähe Mittvierziger wieder einmal. Auch der *Tank* des Bergsteigers Dan Stocking aus Alaska war mit Spirulina aufgefüllt, als er im Jahre 1995 versuchte, den höchsten Berg von Nordamerika, den 6194 Meter hohen Mt. McKinley, zu bezwingen. Spirulina liefert alles, was der Körper für den kompletten Stoffwechsel braucht und wirkt wie ein Oktanbooster für den Treibstoff im zellulären Motor. Daher vertrauen Olympioniken und andere auf Leistung und Ausdauer angewiesene Personen dem *Grünen Gold*. *Der südafrikanische Schwimmer*

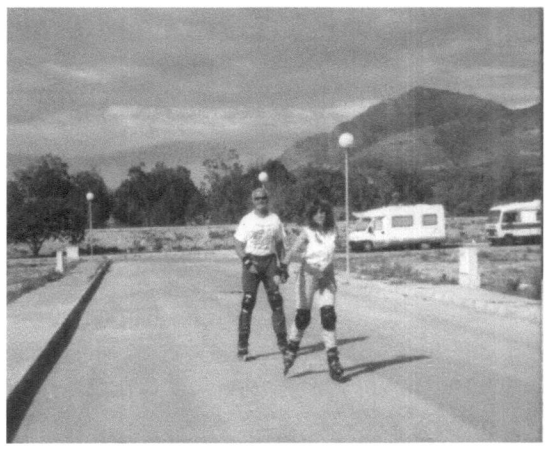

Theo Verster erzielte mit Spirulina fantastische Resultate. Aber anfänglich nahm er es vor dem Essen und verlor eine Menge Gewicht. Nachdem er den Rat bekam, Spirulina nach den Mahlzeiten einzunehmen, konnte er härter trainieren, und sein Gewicht stabilisierte sich. Auch mein Mann und ich konnten vor einigen Jahren Spirulinas Energie und Ausdauer spendende sowie Muskelkater verhindernde Wirkung überprüfen. Wir rollten am Zürich-See entlang und trafen auf

2.000 bis 3.000 Gleichgesinnte, die sich zu einer Inliner Night versammelten. Spontan entschlossen wir uns, auch mal an einem solchen Event teilzunehmen.

• Spirulina wird als konzentrierte Kraftnahrung bei Athleten immer beliebter.

• Sportler nutzen den energetisierenden Effekt von Spirulina.

• Die Alge wirkt wie ein Oktanbooster für den Treibstoff im zellulären Motor. Ihre Enzyme und Fettsäuren mildern Verletzungen.

• Spirulinas ideales Aminosäurenprofil lindert Schmerzen, hebt die Stimmung, sorgt für Aufbau und Regeneration der Muskelzellen sowie für Energie und Ausdauer.

Ältere Menschen vom Abstellgleis auf die Überholspur

Senioren profitieren besonders von der blaugrünen Alge, da der Stoffwechsel bei fortschreitendem Alter langsamer vonstattengeht. Leichte, vitalstoffreiche Kost ist daher besonders wichtig.

Spirulina ist als Pulver bereits in 30 Minuten verdaut. So können die hochwertigen Nährstoffe rasch im Blut gelöst werden und den Zellstoffwechsel in Gang bringen. Aber besser in dieser Zeit keinen Kaffee oder Softdrinks trinken.

Ältere Menschen, die täglich 5-10 g Spirulina konsumieren, stärken ihr Immunsystem und beugen Krankheiten vor. Zudem wird die Haut wieder elastischer, die Haare wachsen kräftiger und die Nägel brechen weniger. Altersflecken verschwinden aufgrund der zahlreichen Antioxidantien, wie z. B. Betacarotin, Vitamin E, Zink, Selen, Kupfer, Mangan, SOD und andere Enzyme. Mit neu gewonnener Energie sind ältere Menschen öfter bereit, sich in der Familie oder ehrenamtlich in der Gemeinde zu engagieren. Meine Mutter bot noch im Alter von 77 Jahren,

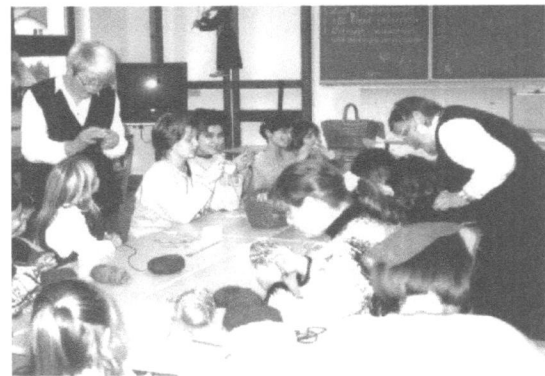

im Rahmen der AWO, Kindern einen wöchentlichen Handarbeitskurs an und sang noch mit 79 öffentlich bei der Einweihung eines neu renovierten Tempels. Im Alter von Anfang 80 nahm sie noch an mehreren Tanz- und Gymnastikgruppen teil und war im Vorstand der AWO tätig. Ihre gleichaltrige Freundin (re.), die ihr öfters bei der Handarbeitsbetreuung half, lernte noch mit dem PC umzugehen. Sie sendet mir hin und wieder eine E-Mail und konnte sich einige *internette* Erfahrungen erwerben. Auch sie will auf ihr *Grünes Gold* nicht mehr verzichten. Hören wir dagegen auf, uns zu engagieren bzw. einzubringen, ist die Gefahr groß, an Depressionen zu leiden bzw. zu vereinsamen.

Vitale Tiere mit Spirulina als Futtermittelzusatz

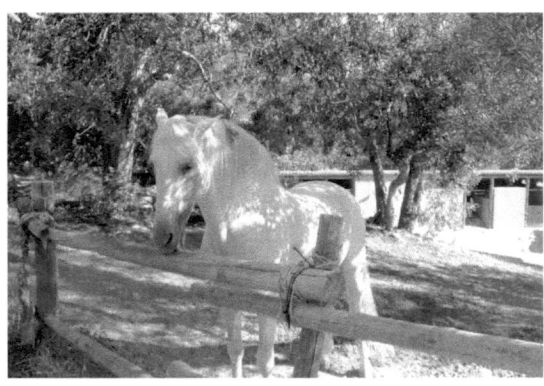

Tierzüchter rund um den Globus schätzen die Mikroalge als vitalstoffreichen Futtermittelzusatz. Denn sie erhält den tierischen Organismus gesund und verbessert die Qualität von Fell, Haut und Gefieder. Sie wird als Multivitamin- und -mineralstoffkonzentrat dem Fischfutter zugesetzt und eignet sich ebenso als ergänzende Kraftnahrung für Tiere, die Hochleistungen erbringen sollen.

Spirulina ist der Insidertipp für Rennstallbesitzer und Pferdezüchter.

Unsere animalischen Lieblinge können besonders von Spirulina profitieren, wenn infolge von Ernährungssünden arthritische Beschwerschwerden auftreten oder das Fell ausgeht bzw. seinen Glanz verloren hat. Auch wenn unsere Lieben einmal verreisen müssen, ist Spirulina mit ihren beruhigenden Vitalstoffen und Aminosäuren ein geeignetes Mittel, die Aufregung in Grenzen zu halten bzw. den Tieren zu heiterer Gelassenheit zu verhelfen.

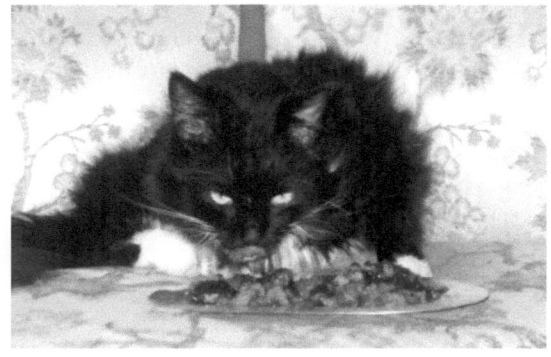

Kater Max mochte Spirulinapulver gern aufs Nassfutter gestreut. Vor ein paar Jahren verließ er als Zweitältester in unserer animalischen Ahnenreihe, aber als Erster in meinen Armen, seinen schönen Körper.

Erfahrungsbericht:

Im Spätsommer 2000 dachte der Imker B. aus Östringen daran, seine Katze einschlä-

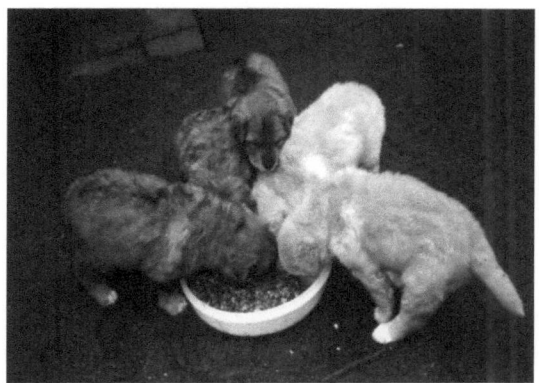

Die niedlichen Hovawartwelpen einer Ex-Nachbarin stürzten sich aufs erste Spirulinafresschen ihres Lebens und putzten in Nullkommanix die Platte.

fern zu lassen, da sie nur noch apathisch herumlag. Noch wenige Monate zuvor sprang sie auf die Türklinken und konnte sich so frei im Haus bewegen. Er hörte von Spirulina und begann, dem Tier 2 x täglich 2 Spirulinatabletten zu geben. Bereits nach zwei Wochen hatte das 17-jährige Samtpfotenwesen seine Sprungkraft und damit ein Stück Freiheit zurückgewonnen. Es konnte wieder Türen öffnen und war auch sonst die alte vitale Katze.

Jacky, der Münsterlander unserer Freunde, litt an schwerer Arthritis, knickte beim Gehen ein und hatte offenbar enorme Schmerzen. 3 Tage nachdem er von mir mehrmals täglich einige Spirulinatabletten bekommen hatte, lief er wieder besser, und sein Fell glänzte. 2 Wochen später war er mit Spirulina völlig beschwerdefrei, und die ganze Familie nahm von da an regelmäßig das *Grüne Gold*.

Alle Lebewesen können somit von dem Mikroorganismus profitieren. Das hat auch das hoch angesehene Magazin *AARP* mit der weltweit größten Auflage von 47 Millionen bekannt gegeben. In seiner Sept. Ausgabe

2005 bezeichnete es Spirulina als das nahrhafteste Superfood, das wir kennen, um unser Leben um Jahre zu verlängern. Vor wenigen Wochen stellten Forscher der Abteilung Rheumatologie, Allergie und klinischer Immunologie der *University of California* in Davis in einer 12 Wochen dauernden Studie mit 40 Senioren Folgendes fest:

Die Ergänzung der Kost mit Spirulina kann ein logisches Ernährungskonzept für Personen über 50 sein, die öfter an schwachem Immunsystem oder Anämie leiden. Siehe auch Seite 57. Spirulinas weitere vielfältige Vorteile, z. B. für die Herzkranzgefäße, das Gehirn, die Augen, ihre anti-viralen und anti-carcinogenen Eigenschaften, stützen die Position des US-Magazins:

Spirulina ist die #1 Nahrungsergänzung!

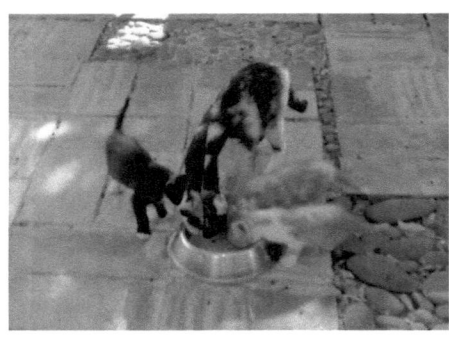

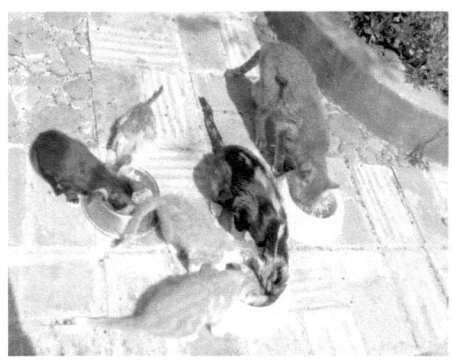

VI. NATÜRLICH SCHÖN MIT SPIRULINA

Rezepte für selbst gemachte Algenkosmetik

Erfrischende und straffende Maske
1 TL (Teelöffel) Aloe-vera- Gel mit
¼ TL Spirulinapulver   verrühren.
Auf Stirn, Wangen und Hals auftragen und nach 10 Minuten mit warmem Wasser abwaschen.

Antifalten-Gesichtsmaske
1 TL Spirulinapulver   zusammen mit
2 EL (Esslöffel) Olivenöl   zu Brei verarbeiten

Auf Gesicht und Hals verteilen. Darüber ein Zellstofftuch legen und über dieses ein feuchtes Kompressenhandtuch geben. Nach 20 Minuten wieder gründlich entfernen.

Packung für Haut und Haar
1 Bioeigelb,
2 EL Olivenöl   tropfenw. zum Ei geben
¼ TL Algenmehl   oder
1 Algentablette,   zerstoßen unterrühren

Mayonnaise in Haarspitzen und Haarboden einarbeiten, Plastiktüte darüber und mit einem Handtuch einpacken. Auch etwas auf Gesicht und Dekolleté auftragen. Nach 10 Minuten die Gesichtsmaske mit lauwarmem Wasser entfernen. Das Haar nach 30 bis 60 Minuten waschen.

Eine abendliche 10-minütige Maske mit ½ TL Algenmehl und anschließender Kokosölcreme und etwas Wasser regeneriert die Haut über Nacht. Wohltat für die Augen: 2 Gurkenscheiben oder feuchte Kamillennteebeutel.

Getönte Creme für die normale Haut
10g Lanolin,
5g Bienenwachs und
3g Kakaobutter im Wasserbad lösen
20ml Olivenöl und
20Tr. Grapefruit-
kernextrakt zufügen u. verrühren

Nach dem Erkalten der Creme

¼ TL Spirulinapulver breitflächig darüber streuen sowie
2 ml Walnussschalenöl oder
Schwarzteeextrakt (5 TL Tee in ¼Ts Wasser kochen) und
3 Tropfen Parfümöl zufügen

Antifalten-Kokosölcreme
1 EL Biokokosöl,
¼ TL Spirulinamehl und
5 Tr. Kolloidales Silber in einem Tiegel vermischen. Im Sommer im Kühlschrank aufbewahren. In den anderen Jahreszeiten ist das Kokosöl auch ungekühlt fest.

Creme für eine festere, vollere Brust
2 EL Kokosöl,
2 EL Aloe vera Gel,
1 TL Fenchel, gemahlen und
1 TL Spirulinapulver vermengen

Rank und schlank mit der Schraubenalge

Schon in den 1980ern wurde das *Grüne Gold* als Mittel zum Abnehmen propagiert. Denn die Studienergebnisse von Prof. E.W. Becker bestätigten eindeutig: die Alge mindert den Appetit. Dennoch meldeten sich bei mir drei Personen, bei denen sie Heißhungerattacken auslösen. Gründe dafür könnten sein: Nährstoffmangel durch unausgewogene Kost oder Drogen-, Zucker-, Zigaretten- bzw. Alkoholkonsum. In solchen Fällen sorgt eine radikale Reinigung des Darms für Abhilfe (S. 31). Dies empfiehlt sich generell. Denn wenn die Darmwände verschlackt sind, können die wertvollen Stoffe der Alge nicht absorbiert und dem Blut zugeführt werden. Erst wenn die verkrusteten Ablagerungen gelöst und ausgeschieden werden, haben wir etwas von der Abmagerungskur. Ansonsten produzieren wir nur teuren Urin und Kot!

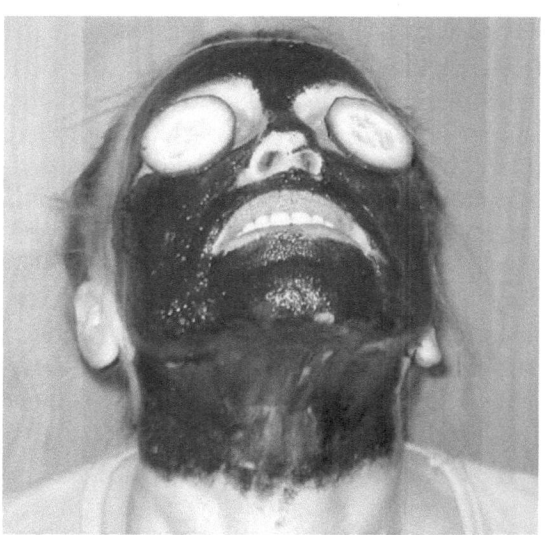

Spirulina hilft bei Cellulite

Die *Orangenhaut* ist ein weitverbreitetes Problem, in der Regel bei Mädchen und Frauen. Wir essen immer fetter und süßer. Statt die kleinen Sünden mittels Bewegung zu kompensieren, mutieren viele zu Dauersitzern. Dadurch kommt es gewöhnlich zu einem Lymphstau mit leichter Ödembildung. Wie können wir bereits vorhandene

Dellen wieder loswerden und wie neuen vorbeugen? Täglich 1 bis 2 Esslöffel Flohsamenschalenpulver auf ¼ - ½ l Cranberrysaft trinken. Und:

Eine fettarme Kost, die viel Niacin enthält und eine Kombination aus Massage mit Straffungsgel sowie Rad fahren, Joggen, Trampolin laufen und Dehnübungen helfen, die Haut zu glätten.

Sie können auch folgendes Anti-Cellulite Workout testen:

www.fitforfun.de/beauty-wellness/haut-haare/kampf-der-cellulite-das-anti-cellulite-workout-im-stehen_vid_2020.html#autostart

Niacin (Vitamin B_3) beschleunigt die Fettverbrennung. Hefe, Braun-, Rot- und Grünalgen, Blütenpollen, Grassäfte, Reishüllen, Pilze, Fische, Geflügel und Fleisch enthalten dieses Vitamin. Mit 10 - 15 g Spirulina decken wir bereits den gesamten Tagesbedarf. Niacin sorgt für eine gute Durchblutung und gesunde Haut. Dies erklärt, warum Vegetarier mitunter eine weniger rosige Haut haben bzw. ungesund aussehen. Allerdings täuscht der äußere Schein.

Straffungsgel: ½ TL Spirulinapulver mit 1 TL Aloe-Vera-Gel und 1 EL Sojaöl verrühren. Gleichmäßig auf beide Hände verteilen und auf die betroffenen Stellen am inneren hinteren Oberschenkel auftragen. Mit gebeugten Knien und den Händen an den Kniekehlen nach oben hin ausstreichen. Wieder in die Hocke gehen und das Ausstreichen 15 bis 20 Mal wiederholen. Nach zehn Minuten die angetrocknete Oberschenkelmaske mit warmem Wasser abwaschen und mit kalten Güssen beenden.

Ausgezeichnete Kosmetika mit Spirulina können Sie z. B. bei den Firmen Sanatur, Aquaflor und Algavita kaufen.

VII. SPIRULINAERFAHRUNGEN RUND UM DEN GLOBUS

In mehr als vierzig Ländern wird Spirulina in Form von Tabletten, Kapseln oder pulverisiert angeboten bzw. das Pulver Lebensmitteln, Getränken und Kosmetika zugegeben. In den späten 70er Jahren begann in Japan der Verkauf der blaugrünen Alge. 1979 führte sie die Firma Earthrise Farms in Naturkostläden in den USA ein und vertrieb sie ebenso auf multidimensionaler Verkaufsebene durch die Firma *Light Force* (Henrikson 1997). 1981 löste die Überschrift der Boulevardzeitung *National Enquirer* vom 1. Juni über diesen ärztlich empfohlenen Appetitzügler eine wahre Verkaufswelle in den USA aus, die auch über den großen Teich nach Europa schwappte. Da aber zu jener Zeit nur wenige Spirulinafarmen produktiv waren, konnten die Händler das begehrte Algenkonzentrat nicht in den erwünschten Mengen geliefert bekommen. Sie mischten große Mengen billige grüne Füller, wie etwa Alfalfagras, bei. Natürlich fühlten sich die Menschen betrogen; vor allem, weil sie Spirulina für eine magische Pille zum Abnehmen hielten und einen schnellen Erfolg erwarteten.

Seit 1987 erlebt die Alge wieder ein Comeback mit seit 1991 steigender Tendenz von jährlich etwa 30 bis 40 Prozent.

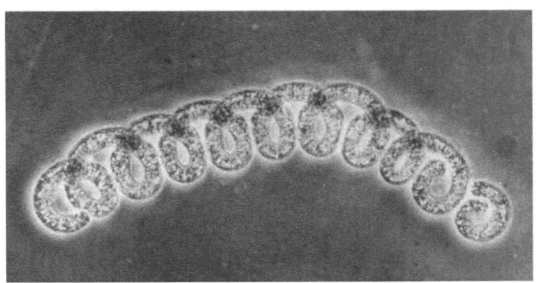

Erfahrungsberichte aus Deutschland
Der Hippokratische Eid, der von den Medizinern verlangt, nie zum Nachteil der Patienten zu handeln, wird von manchen Ärzten noch sehr ernst genommen, wie mir eine in Battenberg lebende Berlinerin mitteilte. Sie hatte **aufgrund einer Chemotherapie keine Haare mehr**. Ich empfahl ihr Spirulina und erfuhr später, dass ihre Haare nach der Einnahme sofort voll zu sprießen begannen. Sie zeigte ihrem Arzt mein Buch. Dieser war ganz begeistert und empfiehlt Spirulina seither seinen Patienten! Zum Glück gibt es auch noch solche Ärzte. Doch sehr viele nehmen Spirulina, geben es ihren Familienmitgliedern, doch ihren Patienten verschreiben sie Chemie.

Frau C. aus I. litt unter Darmproblemen wegen einer **Pilzinfektion**. Ihr Heilpraktiker riet ihr, Spirulina zu nehmen. Frau C. Fühlte sich nach einigen Tagen sehr wohl und die Pilzinfektion war bald kein Thema mehr.

Herr S. aus N. brauchte nach 5-monatiger Einnahme von Spirulina keine Brille mehr. Auch konnte er eine Energiesteigerung feststellen und hatte keine Erkältungen mehr.

Frau I. aus N. litt an einer Autoimmunerkrankung. Da sie kaum etwas essen konnte, nahm sie dreimal täglich 1 Teelöffel Spirulina in Apfel- oder Ananassaft. Ihr Körper erhielt dadurch das benötigte Eiweiß und alle Mineralien und Vitamine. Frau I. d, dass sie ohne Spirulina nicht mehr leben würde.

Frau K. aus E. leidet öfter unter **Verstopfung der Nase**. Immer wenn sie dann 3 bis 4 Presslinge schluckt, geht es ihr Minuten später wieder besser.

Herr W. aus Sch. litt jedes Jahr an **Heuschnupfen.** Seit er Spirulina als Nahrungsergänzung nimmt, ist er beschwerdefrei.

Frau B. aus W. hatte vor der Einnahme von Spirulina regelmäßig nach dem Duschen einen **Juckreiz am ganzen Körper**. Sie probierte verschiedene Seifen, diverse Duschgels und milde bzw. pH-neutrale Waschlotionen aus. Doch der Juckreiz blieb immer gleich. Nach der Einnahme von Spirulina hat Frau B. nun nach dem Duschen oder Baden keine Hautprobleme mehr.

Frau P. Aus W. hat seit der regelmäßigen Einnahme des blaugrünen Mikroorganismus keinen **Lippenherpes** mehr zu beklagen.

Frau R. aus E. litt jahrelang an einem **Kropf**. Mit Spirulina hat sie nun keine Probleme mit der Schilddrüse mehr. Ihre Katze ist ganz verrückt auf die Algenpresslinge.

Frau M. aus U. litt unter **durch Magengeschwüre verursachte Anämie**. Diese zog sie sich von 1989 bis 1998 zweimal pro Jahr zu. Sie nahm regelmäßig täglich 6 Spirulinatabletten ein, hatte wenig später ausgezeichnete Blutwerte und war frei von Magenbeschwerden. Auch freute sie sich über stabile schöne Fingernägel und glänzende, weiche Haare.

Frau S. aus M. nahm auf meinen Rat hin regelmäßig Spirulina. Wenige Wochen später berichtete sie mir, sie könne **ruhiger schlafen** und müsse während schlafloser Phasen keine **Probleme** mehr **wälzen**. Auch tagsüber drückte die Sorge sie nicht mehr so nieder. Ihre zuvor **trockene Haut** war elastischer geworden und die **Hornhaut** an den Füßen verschwunden. Das Verlangen nach Fleisch und Käse hatte nachgelassen, auch die Lust auf alkoholische Getränke, dafür aber nahm die Gier auf Obst und Grünzeug bzw. rohes Gemüse zu. Herr S. konnte nach langer Zeit endlich einmal wieder durchschlafen. Seine **Altersflecken**, die zum Teil schon Veränderungen aufwiesen, wurden immer kleiner und heller, einige waren ganz verschwunden.

Der kundige Imker, der jeden Samstag seine Bienenprodukte auf dem Heidelberger Markt anbietet, ist begeistert von der Lichtnahrung. An seiner 17-jährigen Katze lernte er die Wirkung kennen. Mit Kleinkindern, Tieren und Pflanzen lassen sich die Heileffekte bestens testen, da sie sich Besserungen nicht einbilden. Siehe Kapitel *Vitale Tiere mit Spirulina als Futtermittelzusatz.* Der Frau des Imkers stand eine **Hüftgelenksoperation** bevor. Sie konnte nachts vor Schmerzen kaum schlafen und war immer erst mittags aufgestanden. Als sie Spirulina zu nehmen begann, ließen die Schmerzen nach. Frau B. fand nachts wieder Schlaf und konnte morgens ihren häuslichen Pflichten nachkommen. Auch die familiäre Atmosphäre entspannte sich, da der Ehemann nicht mehr vom Stöhnen seiner Frau wach gehalten wurde und unter mangelnder Versorgung leiden musste.

Frau W. aus E. litt seit Langem unter **Neurodermitisschüben**, die alle 3 - 4 Wochen auftraten. In einem Naturkostladen bekam sie Spirulina in ansteigender Dosierung empfohlen. Frau W. nahm 2 - 4 Spirulinatabletten täglich. Als sie drei Tage später wieder in den Laden kam, war von dem rötlich-schuppigen Hautausschlag im Gesicht kaum noch etwas zu erkennen.

Frau K. aus M. berichtete, dass Spirulina ihre **Hitzewallungen während der Wechseljahre** zum Verschwinden brachte. Herr K. war 4 Mal an der Wirbelsäule operiert worden. Der frühere Lkw-Fahrer nahm gegen seine **Rückenschmerzen** 3 x täglich eine Tramal long 100, 3 x 40 Tropfen Valoron und 3 x 25 Tropfen Novalgin. Zum Geburtstag gab ich ihm ein großes Glas Spirulinapresslinge. Er sortierte sie in seine Pillenbox ein und nahm täglich 3 x 2. Einige Wochen später rief ich ihn an. Wir sprachen über mein Wasserbuch. Ich sagte, unser Trinkwasser enthält Spuren von Medikamenten, die mit dem Urin ausgeschieden und von den Kläranlagen nicht eliminiert werden. *Aber nicht von mir* entgegnete er. *Seit ich Spirulina nehme, brauche ich keine Medikamente mehr.* Wenn man bedenkt, dass Tramal ein ziemliches Geschütz ist, würde ich das als wahres Wunder bezeichnen. Stellen Sie sich vor, wie rein unser Trinkwasser sein könnte, wenn alle Menschen Spirulina gegen Gesundheitsprobleme nehmen würden!

Glauben Sie, liebe Leserinnen und Leser, noch an Zufälle? Am 18.7. suchte ich vergebens meinen Ordner Leserbriefe und checkte meine E-Mails, um von da eventuell an die Erfolgsmeldungen meiner Leser zu kommen. Und siehe da: eine neue E-Mail mit mehreren Erfahrungsberichten: Frau S. aus K. konnte mit Spirulina ihre beginnenden **Hüft-und Knieprobleme** stoppen. Ihr Vater hatte mit 85 ein **Guillain-Barre-Syndrom**. Sie pflegte ihn 1 ½ Jahre lang. Frau S. verabreichte ihrem Vater Spirulina und OPC. Nach 6 Monaten kam er wieder langsam auf die Beine, obwohl die Ärzte ihm keine Hoffnung machten, dass er je wieder mobil werden würde. Er wurde fast 94 Jahre alt. Einer Mitpatientin empfahl sie Spirulina und sie wurde damit ihr jahrelanges Reizdarmsyndrom los. Ihr Bruder (mein eigener ist leider beratungsresistent) konnte nach der einnahme von Chemotabletten kaum mehr essen. Er hatte 7 kg abgenommen. Nach ein paar Wochen Spirulinaeinnahme hatte er wieder Appetit und tolerierte auch die Chemotabletten.

Das erinnert mich schmerzlich an meine Freundin Gertrud, die im Juni 1994 nach der Chemo gegen Magenkrebs ihren ausgemergelten, gepeinigten Körper verließ. Leider lernte ich erst wenige Monate später den wahren Wert von Spirulina kennen. Vielleicht wäre Gertrud heute noch am Leben. In meinem autobiografischen Roman *FAMILIENCODE* habe ich ihr ein Denkmal gesetzt und hoffe, dass viele Leser aus dem, was Gertrud uns hinterlassen hat, lernen können.

Erfahrungsberichte aus anderen Ländern

Viele Ärzte und Apotheker in Südafrika empfehlen Spirulina gegen Infektionen und schwache Resistenz. Vielleicht ist das der Grund, weshalb die pharmazeutische Industrie die Preise ihrer AIDS-Medikamente dort senkt. Die viel preiswertere Alge könnte ihnen sonst den Rang ablaufen. In Südafrika rührt Spirulinas Popularität wohl von den Talkprogrammen des *East Coast Radio* her. Dieser Sender führt regelmäßig Interviews über Gesundheitsprodukte durch. Die Leiterin eines Großhandels mit solchen Erzeugnissen, Estie Schreiber, erhielt nach ihrem Gespräch über Spirulina rege Zuschriften. Dutzende dieser Briefe durfte ich Dank Marcus Rohrer lesen. Aus diesen Erfahrungen der Anwender können wir Rückschlüsse ziehen. Auch die in der Gesundheitsbranche tätige Frau Schreiber war vor den grausamen Auswüchsen unserer Zivilisation nicht gefeit. Ihr Perfektionsanspruch ließ ihr bei all den Aufgaben als Mutter von zwei Kleinkindern und der hektischen Arbeit in der Firma keine Zeit für sich selbst. *Ich war eine Perfektionistin, schwarz und weiß, richtig und falsch ... irgendwie war ich eine Maschine, die Gesundheitskost aß.* Dies wurde ihr bewusst, nachdem sie **durch die Diagnose** *Krebs* **in die Tiefen der Verzweiflung gestürzt** worden war. Die nagenden Fragen kamen ... und dann plötzlich, wie ein einziger Sonnenstrahl durch den dunkel verhangenen Himmel leuchtend, erkannte sie: Die Mikroalge in ihrem Warensortiment vereint alle Farben des Spektrums in sich und wird für sie das richtige sein. Zumal viele Forschungsergebnisse ihre Fähigkeit, das Wohlbefinden zu fördern, bewiesen. Frau Schreiber übertrug diese Philosophie auf ihr eigenes Leben und konnte nun nach zwei in vollen Zügen gelebten Jahren feststellen: *Ich habe einen Regenbogen in meinem Leben, ich bin so glücklich und erfüllt.*

Eine ebenfalls durch Familie und Beruf stark beanspruchte junge Frau aus Wartburg, die noch 6 Tage in der Woche zur Abendschule fuhr, schrieb: *Vor einem Monat entdeckte ich Spirulina, und nun kann ich es mit der Welt aufnehmen.* **Kein Gähnen mehr morgens bei der Arbeit, ich schreie nicht mehr mit der Familie,** *wenn ich heimkomme. Mein anstrengender Job ist weniger stressig. Ich bin nun samstagmorgens bei meinen Vorlesungen wach und habe* **entschieden mehr Energie.**

Auch Frau S. P. aus Durban fühlte sich nach dreimonatiger Einnahme von Spirulina **derart energetisiert,** *dass es selbst mein Mann nicht mit mir aufnehmen kann, wenn Sie wissen, was ich meine.* Eines war ihr jedoch unklar: *Warum kann die Krankenkasse für ein so gutes Produkt nicht zahlen? Würden mehr Leute Spirulina nehmen, müssten sie weniger oft den Arzt aufsuchen. Gesündere Mitglieder bedeuten weniger Forderungen medizinischer Leistungen.* Ja, es wäre schön, wenn Interessenkonflikte dem Wandel vom Krankheitsgeschäft zum Gesundheitswesen nicht im Weg stünden. Aber nach jedem neuen Basteln am sogenannten Gesundheitssystem werden wieder mal die Kranken und die Krankheitsverwalter bzw. -erhalter belohnt. Spirulina u. a. natürliche Heilmittel würden die an Krankheiten Verdienenden am liebsten verbieten.

Die Tochter von Frau P. saß am Hochzeitstag weinend, nervös und voll Angst in der Küche. Friseur und *Make-up*-Frau warteten. Irgendwann fiel Frau P. Spirulina ein und gab ihrer Tochter zwei Tabletten. *Zehn Minuten später war sie eine andere Person. Sie war ruhig und gelassen. Ihre* **Verkrampfung und Nervosität war verschwunden.** *Alle Hochzeitsgäste sagten, dass sie noch nie so eine strahlende Braut gesehen hätten.*

Frau M. U. aus Wolmaransstad benötigte entzündungshemmende Pillen gegen **rheumatische Schmerzen**. Die Frauen in der Apotheke empfahlen ihr Spirulina. Seither hat die 55-jährige Frau keine Schmerzen mehr.

Die 66-jährige **krebskranke Frau** V. R. aus Bloemfontein hatte sehr starke Schmerzen. 2½ Jahre zuvor wurde ihre Gebärmutter entfernt. Im November 1999 wurden immer noch Krebszellen in ihrem Körper entdeckt. *Ich war am Boden zerstört - dieses entsetzliche Todesurteil, das dir so unbarmherzig zugemessen wird.* Im Radio hörte sie von Spirulina und kaufte eine Flasche. ***Ich habe nun neue Kraft, leide nicht mehr unter Schmerzen*** *und brauche daher keine schmerzstillenden Mittel mehr. Ich bin eine neue Person! Und wissen Sie ... ich habe sogar Gewicht verloren!*

Ein 67-jähriger Mann aus Pretoria schreibt: *Seit 5 Jahren bin ich nun* ***geschieden aufgrund von Impotenz*** *und habe Tausende von Rands ausgegeben, um in Ordnung zu kommen, aber ohne Erfolg.* Der Mann hörte von Spirulina und kaufte sich eine Flasche. Und: *Die ersten 2 Tage nahm ich 1 Tablette, die nächsten 2 Tage 2 und dann 3 Tabletten täglich. Das war am 13. Januar 2000. In der Nacht auf den 18. Januar erwachte ich mit solch einem Schock über meinen steifen Penis, dass ich vor lauter Freude aus der Fassung geriet und die Spirulinaflasche küsste.*

Kurz nach einer Operation hatte Frau D. aus Despatch nur noch **schwache Abwehrkräfte** und zog sich eine Infektion unter den Fingernägeln zu. Ein halbes Jahr nach dem sie Spirulina probierte, gehörte sie einem Wanderclub an. Sie konnte besser denn je schlafen. Ihre Haare, Nägel und Haut verbesserten sich auffallend: *Jeder hat bemerkt, dass ich besser aussehe und mich besser fühle. Keiner glaubt mir, dass ich 63 Jahre alt bin.*

Frau S. D. T. litt an einer degenerativen Krankheit. Sie **konnte morgens nicht aufstehen**. Enorm peinlich war ihre **Vergesslichkeit**. Nach zweijähriger Einnahme von Spirulina war sie wieder fit und ihr Gedächtnis funktionierte super. Sie hält sich für den lebenden Beweis für die Wirkung der Alge, denn *mein Arzt hatte meinem Mann gegenüber geäußert, dass ich niemals mehr fähig wäre, ein normales Leben zu leben. Ich führe nicht nur ein normales Leben, sondern ein qualitativ besseres als je zuvor.*

Frau M. S. aus Witbank litt 15 Jahre lang unter besonders starkem **Juckreiz an den Füßen**. Keine Arznei und kein Arzt konnten helfen. Als sie von Spirulina hörte, hatte sie sich gerade wieder einmal eine gehörige **Entzündung der Nebenhöhlen** zugezogen und probierte es aus. Innerhalb von drei Monaten war nicht nur ihr Immunsystem gestärkt, auch ihre Füße waren völlig geheilt.

L. S. schreibt: *Nur wenn man aufhört es zu nehmen, erkennt man Spirulinas Nutzen.*

Das Leben des Studenten K. R. hatte sich nach der Einnahme von Spirulina völlig verändert. Zum ersten Mal schlief er vor einer schriftlichen Examensarbeit. Er hatte mehr Energie denn je, dazu eine **bessere Konzentration,** und er war **nicht mehr so ängstlich** wie zuvor.

E. W. aus Durban nennt Spirulina das *Wundersupplement des Millenniums,* da es Krebs vorbeugt, das Gewicht kontrolliert, die Verdauung reguliert und dem Körper die Chance gibt, seine Jugendlichkeit und Vitalität zu erhalten.

Die 37-jährige gebürtige Schweizerin K. B. war ihr ganzes Leben lang Diabetikerin. 1995 litt sie unter **Nierenversagen.** Dieses machte sich durch Wasseransammlungen und damit verbundener Gewichtszunahme bemerkbar. Ihr Blutdruck war zu hoch und die Nierenfunktion nur noch bei 25%. Zwei Ärzte rieten ihr zu einer Nierentransplantation Ende 1999. Anfang 99 probierte sie Spirulina und nahm nur 2 Tabletten pro Tag. Seit dieser Zeit stieg die Nierenfunktion an und der Blutzuckerspiegel sank. **Eine Nierentransplantation kam nicht mehr in Betracht.**

Herr L. aus Link Hills litt seit seiner Jugend an Bluthochdruck. Im Januar 1999 begann er Spirulina zu nehmen, und im Frühjahr lag sein Blutdruck mit 129/76 im Normbereich. Auch seine **chronische Schlaflosigkeit** hatte ein Ende: ebenso die Einnahme von Schlaftabletten und Antidepressiva.

Frau J. J. aus Durban hatte gehört, dass Spirulina innerlich heilt, Infektionen bekämpft und die Abwehrkräfte stärkt. Da bei ihr eine Brustoperation anstand, nahm sie täglich 6 Spirulinatabletten, um ihre Resistenz aufzubauen. Eine Woche nach der Operation sagte ihr Schönheitschirurg, dass er in all den Jahren seiner Praxis noch nie jemanden gesehen hätte, dessen **Narben so schnell verheilt** waren.

H. N. aus Helen, Georgia überwand dank Spirulina ihr **chronisches Müdigkeitssyndrom.** M. S. aus Fullerton in Kalifornien litt unter dem als **Reiterkrankheit** bekannten schmerzvollen Zustand. Da viele Analgetikum auf den Magen schlugen, gab ihr eine Freundin Spirulina. Nach ein paar Tagen geschah etwas Wundervolles: *Ich stellte fest, dass ich keine Schmerzen hatte.* Sie führte dies nicht auf Spirulina zurück, sondern nahm ein natürliches Geschehen an. Nach einigen Wochen ging ihr Vorrat an den Algentabletten zur Neige und die quälenden Schmerzen kamen zurück. Nach einigen schmerzvollen Tagen fiel ihr ein, dass es doch Spirulina gewesen sein musste und besorgte sich ein neues Glas. Kurz nach der erneuten Einnahme verschwand die Arthritis wieder. Auch der sonstige mentale und physische Zustand von Frau S. war besser geworden.

Die 63jährige A. W. aus Melbourne in Florida hatte starke Schmerzen an Finger- und Fußgelenken. Drei Wochen nach der Einnahme von Spirulina waren **Wundsein und Schmerzen** verschwunden. Nach der zweiten Packung konnte Frau W. acht und mehr Stunden am Stück arbeiten (Reinemachen), ohne Schmerzen zu haben. Als sie Spirulina absetzte, hatte sie 2 Wochen später wieder Schmerzen. 4 Tage nach erneuter Einnahme waren Schwellung und Schmerzen wieder weg. Diese Erfahrung machten auch einige meiner Studienteilnehmer. Gewöhnlich dauert es 1 bis 3 Wochen, bis die Schmerzen verschwinden. Nach dem Absetzen treten sie nach etwa 2 bis 3 Wochen wieder auf. Doch bei der erneuten Einnahme verschwinden sie schon nach 3 bis 5 Tagen.

Seit Frau C.B.L. aus Indialantic, Florida, Spirulina nimmt, hat sie viel mehr Energie, ist nicht hungrig zwischen den Mahlzeiten und hat keine **Erkältungen und grippale Infekte** mehr.

Frau R. aus L.A. hatte einen Kropf. Seit der regelmäßigen Algenkost funktioniert die Schilddrüse wieder normal und der Kropf ist verschwunden. Diese Erfahrungen machten neben mir auch meine Cousine Karin Riesinger und Anneliese Umbreit. Da ich die Verwandten meiner Mutter erwähnte, gebe ich eventuellen Fans die Chance, mehr über unsere berühmte Verwandte zu erfahren, als sie in Boulevardblättern finden. Da die Biografie von Doris nie ins Deutsche übersetzt wurde, würde ich auch eine in Verbindung mit der ganzen Familie schreiben, am besten, sofern Doris es wagt, aus heutiger Perspektive. Folgendes Buch schenkte ich ihr zum 90. Geburtstag:

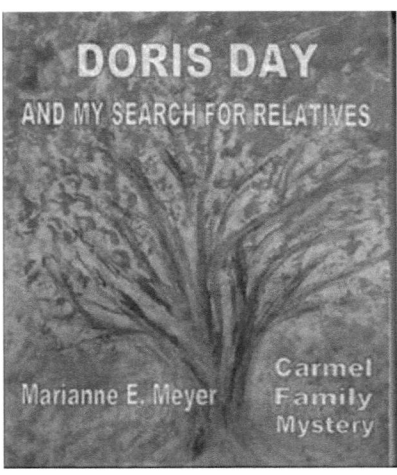

VIII. ERGEBNISSE DER FORTLAUFENDEN STUDIE

Die 84 Teilnehmer der Untersuchung, die den Fragebogen bis dato ausgefüllt haben, litten an verschiedenen Immunmangel- bzw. Zivilisationserkrankungen: AIDS, Akne, Allergie, Anämie, Arthritis, Candida, chronische Bronchitis und andere entzündliche Leiden, Depression, Diabetes, Herpes, Herzbeschwerden, Krebs, Kreislaufprobleme, Leber- und Gallenbeschwerden, Magen- und Darmgeschwüre, Neurodermitis, Osteoporose, Rheuma, Sarkoidose, Probleme mit der Schilddrüse und Schuppenflechte. Gemeinsam machte ihnen der Hauptverursacher aller Leiden zu schaffen: Das saure Milieu ihrer Körpersäfte. Ziel der Studie ist der Nachweis, dass Spirulina destruktive Chemikalien, Skalpelle und schädliche Strahlen weitgehend überflüssig macht.

> **Arbeitshypothese:** *Unwohlsein entwickelt sich durch unnatürliche Lebens/Ernährungsweise und Umwelteinflüsse allmählich zu Krankheiten. Die das Immunsystem stärkende blaugrüne Mikroalge Spirulina ist in der Lage, den Organismus innerhalb von 4 bis 6 Monaten zu regenerieren.*
>
> *Gesundheitliche Störungen zeigen in der Regel die Vergiftung des Körpers an und sein Bemühen, sich von allem Fremden zu befreien. Die einzig sinnvolle Therapie ist daher, dem mit Säuren überlasteten Organismus bei der Ausscheidung zu helfen. Zum Eliminieren der Säurekristalle eignet sich eine einwöchige Fastenkur mit aktiviertem Wasser und, falls gewünscht, mit dem Saft frischer*

Zitronen, mit ¼ bis ½ Teelöffel Honig. Reicht dies nicht, helfen auch frische Gemüse- und Fruchtsäfte oder wasserhaltiges Obst und Gemüse beim Entgiften. Denn: Früchte enthalten ebenfalls lebendiges, strukturiertes Wasser mit der Kraft, Schadstoffe zu lösen und auszuschwemmen. Nur wenn Wasser Kristalle, sogenannte Cluster oder Molekülhaufen bildet, kann es als Lösungsmittel seine Aufgabe erfüllen und den Körper reinigen. Unser zu Tode behandeltes Leitungswasser ist dazu nur in der Lage, wenn wir es unter Verwendung eines Wasseraktivators beleben (Meyer 2002 und 2016 oder Info von DrMarianneE-Meyer @ gmail.com).

Die Teilnehmer der Studie waren aufgefordert, 4 bis 6 Wochen lang täglich mindestens 10 g Spirulina (einen Esslöffel Algenpulver oder 20 bis 25 Tabletten) zu konsumieren. Nach dieser Zeit konnten sie dem vitalstoffreichen spiralförmigen Winzling die unterschiedlichsten positiven Wirkungen auf ihre Gesundheit bescheinigen. Folgend die von den Probanden festgestellten Verbesserungen von Körperfunktionen, Krankheitszeichen bzw. Laborwerten in Prozenten. Die Mehrfachnennungen der 84 Personen deuten auf einen insgesamt harmonisierenden und balancierenden Effekt der Mikroalge auf den Organismus hin.

Verbesserungen durch die Einnahme von Spirulina:

Immunfunktion*	63% (53 Personen)
Ausscheidung	60,7 % (51 Personen)
Gemütsverfassung	58% (49 Personen)
Entspannung/Schlaf	52,4% (44 Personen)
Verdauung	52,4% (44 Personen)
Haut	51% (43 Personen)
Energie und Ausdauer	51% (43 Personen)
Veränderte Ernährung	45% (38 Personen)
Schmerzen	41,7% (35 Personen)
Leberwerte	41,5% (35 Personen)
Gedächtnisleistung	40,5 % (34 Personen)
Kreislauf	35 % (29 Personen)
Allergische Reaktionen	35 % (29 Personen)
Blutwerte, Anämie	31% (26 Personen)
Entzündungen	27% (23 Personen)
Blutzuckerspiegel	22,5 % (19 Personen)
Blutdruck	22,5 % (19 Personen)
Augen	22,5 % (19 Personen)
Cholesterin	21,4% (18 Personen)
Haare	18% (15 Personen)

*(weniger Infektionen, Aphthen, Warzen, Pilze, Herpes und andere Zeichen von Immunmangel)

Die Untersuchung ergab: Die Probanden konnten mit der blaugrünen Mikroalge, unabhängig von ihrer Ernährung und Lebensweise Verbesserungen in ihrem Gesundheitsstatus erzielen.

Die indirekte Befragung durch individuell ausgefüllte Fragebögen kann nur eine tendenziöse Aussagekraft haben. Zum Beispiel haben nur jene Personen eine Aussage über ihre Leber- bzw. über allgemeine Blutwerte machen können, bei denen diese Laboruntersuchungen durchgeführt worden waren. Interessanter wäre es, bei allen Teilnehmern einen Statusbericht vor und nach der Einnahme von Spirulina durchzuführen. Außerdem haben mehrere Freiwillige nur einen Teil der Fragen beantwortet.

Eine genauere Überprüfung hoffte ich nach der Wohltätigkeitsveranstaltung *Tour der Hoffnung* vornehmen zu können, die jedes Jahr zugunsten krebskranker Kinder durchgeführt wird. Am 17.8.2001 war ich rund

20 Kilometer mitgeradelt. Damals wurden 17 Millionen Mark für die Kinder gesammelt. Da Spirulina Nebenwirkungen von Chemotherapien reduziert, spendete ich 10 große Gläser Spirulina, um sie einem der sechs geförderten Onkologen zu geben bzw. den Eltern der krebskranken Kinder zukommen zu lassen. Als ich sie bestellte, fand der Anbieter die Idee so gut, dass er mir jede benötigte Menge der Algentabletten zur Verfügung stellen wollte. Andere Anbieter sind von ihren Produkten ebenso überzeugt und spenden sie seit Jahren für Studienzwecke. In Russland, Indien, Afrika u. a. Ländern werden die Untersuchungen auch an Kindern durchgeführt. Doch meine Studienanstrengungen blieben auf der Strecke. Einer der Professoren war nie erreichbar. Ein anderer nahm sich rund 40 Minuten Zeit, um mir meine zu stehlen: Er machte sich über meinen Idealismus lustig und schockierte mich mit der Aussage, er halte nichts von Vorbeugemedizin, wir bräuchten den Krebs wegen der Überbevölkerung! Da er mir auch verwehrte, den Eltern die Algenkost zu schicken, gab ich auf. Ich solle doch erst mal beweisen, ob diese Wundernahrung wirklich wirkt. Wieso genügen denn die zahllosen internationalem Studien als Beweis nicht?

Der Krebsspezialist hatte mein Buch mit den sieben Seiten Literaturhinweisen, das ich ihm ein paar Wochen zuvor geschickt hatte, offenbar nicht gelesen. Diese unabhängigen Studien aus aller Welt dokumentieren Spirulinas Wirkung gegen Krebs zweifelsfrei. Ich wünsche mir, dass künftig viel mehr klinische Untersuchungen durchgeführt werden. Denn jedes Jahr werden Hunderttausende Personen von Ärzten aufgegeben, wenn Letztere mit ihrem Latein am Ende sind. Es wäre ein Segen für die Menschheit und ganz im Sinne von Hippokrates, wenn die nachweislich immunstärkende Mikroalge an den so genannt *hoffnungslosen Fällen* von Krebs getestet würde.

Ebenso wäre es wünschenswert, wenn Menschen künftig schlechtes Karma vermeiden und weniger Mäuse und Hamster mit Gift traktieren würden, um Spirulinas krebshemmende Wirkung zum x-sten Mal zu erproben.

Die an Krankheiten profitierende Kaste ist an Spirulinastudien am Menschen kaum interessiert, da die pharmazeutische Industrie nur Profite mit künstlich hergestellten Arzneien macht. Und an deren Tropf hängende Mitglieder der Kaste der Politiker haben auch kein Interesse.

Es liegt also an uns selbst, diese Untersuchungen durchzuführen. Wie? Ganz einfach:

Gehen wir zum Arzt und lassen uns ein Blutbild machen. Verlangen wir eine Abschrift. Nehmen wir ½ - 1 Jahr lang Spirulina und gehen wir danach wieder zum Testen.

Wir können dann die Werte vergleichen und Rückschlüsse ziehen. Wie bereits im Kapitel *Welche Reaktionen können vorkommen* erwähnt, kann es durch den starken Reinigungseffekt der Alge zu mehr oder minder ausgeprägten Reaktionen kommen. Bei einigen Teilnehmern traten längst vergessene Beschwerden kurzfristig auf. Dabei handelte es sich vor allem um Schmerzen in den Gelenken und um Hautunreinheiten, wie Pickel und Mitesser. Auch diese sind als Folgen des einsetzenden Reinigungsprozesses zu werten: ebenso Schweißausbruch, Durchfall und Vermehrung der Harnmenge.

Viele der 84 Probanden, die folgende Beobachtungen während der Einnahme von Spirulina machen konnten, nannten zwei oder mehrere Symptome der Ausscheidung:

Schweißausbrüche	17
Durchfall	15
Übelkeit	12
Blähbauch	10
Verstopfung	11
Wechsel von Durchfall und Verstopfung	10
Kreislaufprobleme/Schwindel	7
Appetitzunahme	7
Appetitabnahme	9
Hautveränderungen	9
Vermehrung der Harnmenge	6
Gelenkschmerzen	6
Herpes-Simplex-Infektion (Lippenbläschen)	5

Spirulina in Verbindung mit starken Medikamenten

Anhand der Daten zeigt sich, dass die Teilnehmer, die öfters mit Penicillin, Sulfonamiden und Kortikosteroiden therapiert wurden, erhebliche Immundefizite aufweisen.

Bei 12 der 14 anämischen Teilnehmer, die regelmäßig entzündungshemmende Medikamente einnehmen, haben sich nach dem vier- bis sechswöchigen Konsum von Spirulina die Blutwerte so weit verbessert, dass der Hämoglobinspiegel im Normbereich war. Bei 35 Probanden wurden die Leberwerte getestet; alle zeigten Verbesserungen. Somit kann der Alge eine entgiftende bzw. regenerierende Wirkung bescheinigt werden. Aufgrund dieses die Leber erneuernden und die Nieren entgiftenden Effekts eignet sich der segensreiche Winzling zur begleitenden Therapie von Chemotherapie und Strahlenbehandlung sosowie anderen unsanften therapeutischen Maß-Maßnahmen.

3 der 17 an Krebs erkrankten Personen der Studie konsumierten die Mikroalge während der Chemotherapie und konnten ihr bestätigen, dass sie Haut, Schleimhäute und Haare schützt. Somit sorgt Spirulina dafür, dass sich die Nebenwirkungen traditioneller therapeutischer Maßnahmen in tolerierbaren Grenzen halten.

Spirulina und Ernährungs-/Lebensweise

Fast die Hälfte der Teilnehmer (49%) ernährt sich meist von Getreide, Brot, Kartoffeln, Gemüse, Salat, Fisch und Geflügel. Als Zwischenmahlzeiten gaben sie häufig Obst, Joghurt, Kuchen und *Energieriegel* an. 23 Probanden gaben an, sich bis zu vier Mal in der Woche mit Fast Food zu ernähren: Hamburger, Pizza, Currywurst, andere Würste und Brathähnchen. Sie genossen regelmäßig Eiscreme oder Kaffeestückchen. In dieser Gruppe wurden weniger Obst, Salat und Gemüse gegessen, als die Deutsche Gesellschaft für Ernährung empfiehlt; dafür mehr Brot mit Wurst oder Käse und Milchprodukte. Diese Teilnehmer zählen zu jenen typischen Deutschen, aufgrund deren Essgewohnheiten im Ernährungsbericht 1988 das Schlagwort *die Deutschen essen zu viel, zu fett, zu süß und zu salzig* geprägt wurde.

14 Probanden aßen vegetarische Vollwertkost, wie Getreidebreie (vorwiegend Hirse, Buchweizen und Dinkel), Gemüse, Salat und Obst. 7 Teilnehmer aßen dazu noch Naturjoghurt, Schafskäse und Freilandeier.

Nur 18 Personen bewegen sich täglich eine halbe bis eine Stunde (Joggen, Gehen, Gymnastik, Radfahren). 16 bewegen sich dreimal wöchentlich, 16 zweimal und 25 nur einmal pro Woche. 11 machten keine Angaben.

Erstaunliches Ergebnis: Alle Probanden erzielten mit Spirulina positive Wirkungen, unabhängig von ihrer Lebens- und Ernährungsweise. Ob dies jedoch bedeutet, Sie brauchten ihren Lebensstil nicht zu ändern und könnten durch den Verzehr der Lichtnahrung so weiter leben wie bisher, werden Sie besser selbst herausfinden. In jedem Fall wünsche ich Ihnen auf Ihrem Weg ins Licht alles Gute! Besonders würde es mich freuen, wenn es mir gelänge, Sie mit meinen Büchern zu inspirieren, ein selbstbestimmtes Leben zu führen. Wenn Sie wieder mehr Vertrauen in die Selbstheilungskräfte Ihres Körpers haben, braucht Sie die Angst vor den Seuchen unserer Zivilisation nicht mehr niederzudrücken. Bei jedem Gesundheitsproblem bedanken Sie sich für den perfekten Körper, mit dem Sie die Schöpfung ausgestattet hat und fragen ihn, was er braucht, um optimal zu funktionieren. *Hab ich dir genug frische Luft, Sonne, reines Wasser und genug Bewegung gegönnt, damit die Säfte fließen können? Hab ich dir Ruhe, Muße und Schlaf zum Regenerieren verschafft?*

Wenn Sie folgenden Fragebogen ausfüllen und mir, am besten per E-Mail, senden, erhalten Sie eines meiner Bücher. Sie können ihn von meiner Webseite herunterladen: www.marianne-e-meyer.com

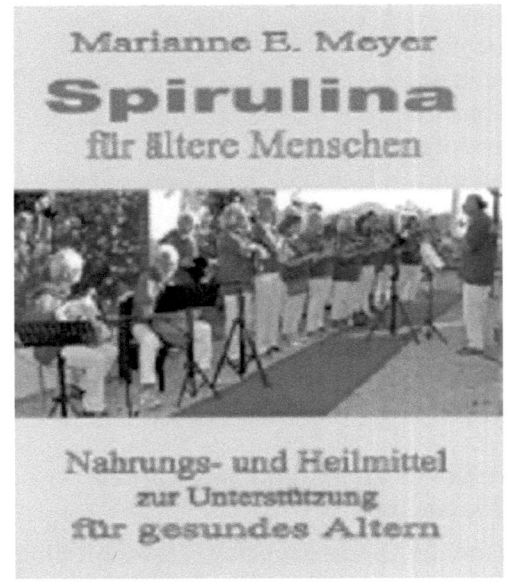

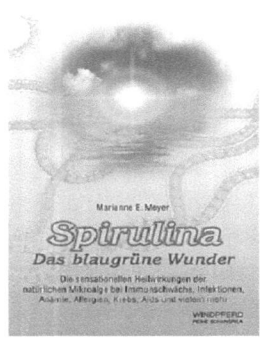

Mit dem rund 80.000 mal verkauften Werk machte M. Meyer den blaugrünen Mikroorganismus *Spirulina platensis* im deutschsprachigen Raum und in Russland bekannt. Durch die fortlaufende Untersuchung, Leserbriefe und Internet berichteten seither viele begeisterte Anwender über die gesundheitlichen Erfolge der Alge: besonders bezüglich ihrer Probleme mit Immunabwehr, Verdauung, Gemütsverfassung, Schmerzen, Schlaf, Haut, Energie, Leber, Gedächtnis, Kreislauf, Allergie, Blutwerte, Cholesterin, Haare, Blutdruck, Augen & Diabetes.

Unzählige Studien deuten darauf hin, dass die Alge eine ideale Heilkost bei Krebs und AIDS ist.

Das Buch weckt Vertrauen in unseren inneren Heiler und zeigt, wie wir unser Immunsystem mit Spirulina nachweislich stärken können. Der Rezeptteil informiert darüber, wie wir das grüne Mehl in der Küche verwenden können.

ISBN 978-3893852307 7.Aufl. 174 S. € 9,90

Warum können besonders ältere Menschen von Spirulina, der Nahrungsergänzung Nr. 1, profitieren? Bei rund 80% der über Fünfzigjährigen schrumpfen allmählich die Muskeln. Letztere lechzen geradezu nach gut verdaulichem Eiweiß. Die basische Mikroalge enthält davon mehr als 60%, dreimal mehr als tierische Produkte. Spirulina glänzt mit über 100 Vitaminen, Mineralien, Spurenelementen und ca. 1500 Enzymen, die für einen harmonischen Ablauf aller Aufgaben im Körper sorgen. Ohne diese Katalysatoren könnten wir weder denken noch atmen oder verdauen. Wenn wir ein methusalemisches Alter erreichen wollen, geben wir dem Körper besser Nahrungsenzyme und stärken die Körperabwehr. Im Ankurbeln des Immunsystems und Vorbeugen sowie Heilen von Krankheiten ist Spirulina ein Meister.

Sie erfahren im 7., teils farbig illustrierten, Spirulinabuch der Bestsellerautorin, spannend und querlesefreundlich, wie, wann, wofür und wogegen Sie die Alge am besten nehmen, wie Sie sie selbst züchten und aus ihr gesunde Leckereien zaubern können.

ISBN: 978-3738626629 104 S. 17x22cm €7,99

Bitte senden Sie Ihren ausgefüllten Fragebogen an folgende Adresse:
Dr. phil. Marianne E. Meyer
Apto. 320
P – 8801 Tavira
Oder per Email an: DrMarianneEMeyer @ gmail.com

F R A G E B O G E N
für die Teilnehmer der Spirulinastudie

Bitte 4-6 Wochen nach der täglichen Einnahme von mindestens 10g Spirulina ausfüllen
(Im Sinne des Datenschutzgesetzes werden Ihre Angaben keinesfalls an Dritte weitergegeben)

Name/E-Mail (freiwillig) ....

Adresse/Tel. (freiwillig) ....

Alter: .... **Geschlecht:** (w) / (m)   **Gewicht:** .... kg

Körpergröße: .... cm

Sind Sie Raucher / Nichtraucher / Mitraucher? (Zutreffendes bitte unterstreichen)

Beruf/Beschäftigung: ....

Kommen Sie mit Chemikalien, Strahlen, Abgasen oder …......................… in Berührung?
(Zutreffendes bitte unterstreichen)

Wie viel Wasser trinken Sie täglich? .... l stilles Mineralwasser / Sprudel / Leitungswasser
(Zutreffendes bitte unterstreichen)

Gesundheitsprobleme/Beschwerden: ....
....

Frühere Krankheiten
....

1O g Spirulina (1 EL oder 3 TL Pulver bzw. fünfundzwanzig 400 mg-Tabletten) ist die berücksichtigte tägliche Mindesteinnahme, am besten als Zwischenmahlzeit(en). Da Spirulina sich im Magen ausdehnt, ist es ratsam, mit genügend Flüssigkeit, vor allem Wasser, Gemüsebrühe/-saft, Suppe oder frischem Obstsaft nachzuspülen. Große Mengen alkalischer Flüssigkeiten entgiften den Körper. Um die Entgiftungssymptome, wie Übelkeit oder Durchfall auf einem niedrigen Niveau zu halten, ist es in der Eingewöhnungszeit empfehlenswert, die Tagesdosis in drei oder mehr Portionen einzunehmen und mit Minimalmengen (3 x ½ oder 1) zu beginnen.

1. Wie viel Spirulina haben Sie genommen?
....
2. Wie viele Portionen über den Tag verteilt?
....

3. Ihre Erfahrungen
....
....

4. Welche Art von Bewegungstraining verrichten Sie?
   Bitte kreuzen Sie an, welche Betätigungen Sie täglich (t) bzw. wöchentlich
   (w) durchführen! Bei wöchentlich: Wie oft? (...... mal w)

Schwere körperliche Arbeit	(täglich)	(...... mal wöchentlich)
Gehen/Wandern	(täglich)	(...... mal wöchentlich)
Schwimmen	(täglich)	(...... mal wöchentlich)
Gymnastik	(täglich)	(...... mal wöchentlich)
Radfahren	(täglich)	(...... mal wöchentlich)
Joggen	(täglich)	(...... mal wöchentlich)
Tanzen	(täglich)	(...... mal wöchentlich)
Yoga	(täglich)	(...... mal wöchentlich)
Andere Bewegungsarten		
....	(täglich)	(...... mal wöchentlich)

5. Beschreiben Sie Ihre übliche Ernährung während der Untersuchung inklusive Getränke und Süßigkeiten. Oder notieren Sie Ihre Kost der vergangenen 3 Tage:

Frühstück..
....
....

Mittagessen ....
....
....

Abendessen ....
....
....

Zwischenmahlzeiten ....

6. Nehmen Sie neben der Nahrung ergänzende Mittel ein (Vitamine, Mineralien, Elixiere, Kräuter etc.)? Wenn ja, welche?
....
....
....

7. **Welche Drogen bzw. Medikamente (legale / illegale / ärztlich verordnete) nehmen Sie zurzeit ein?**
   ....
   ....

8. **Welche Drogen / Medikamente haben Sie in der Vergangenheit, vom Kindesalter an eingenommen?**
   ....
   ....

9. **Konnten Sie ungewöhnliche Beobachtungen während der Einnahme von Spirulina beobachten?**
   ....
   ....
   ....

10. **Haben Sie irgendwelche Veränderungen bemerkt bei:**

(a) Verdauung	(b) Appetit	(c) Schlaf	(d) Energie
(e) Allgemeinzustand	(f) Zirkulation	(g) Urin	(h) Augen
(i) Stuhl	(j) Haut/Flecken	(k) Haare	(l) Gedächtnis

    (m) geistige Verfassung / Stimmungslage   (n) Anfälligkeit

    (o) andere beobachtete Umstellungen ....
    ....

Kennzeichnen Sie bitte betreffende Veränderungen und erklären Sie diese ggf. auf der Rückseite; ebenso weitere Erfahrungen, die Sie während der Ausscheidungsphase machen konnten oder alles, was Sie Ihren Zustand betreffend beitragen möchten. Jede Aussage ist für die Analyse von Bedeutung. In den ersten zwei Wochen kann es zu den verschiedensten körperlichen Anzeichen kommen, die jedoch generell eine Reaktion auf die in Gang gesetzte Entgiftung anzeigt und als *Heilkrise* bezeichnet wird. Drei- bis viermal, jeweils nach 4 bis 6 Wochen können positive Ausscheidungssymptome auftreten, wie etwa laufende Nase, Kratzen im Hals oder Husten. Siehe Kapitel *Welche Reaktionen können vorkommen?* Auch können frühere Krankheiten in Kurzform der Reihe nach wieder aufleben.

Auf Ihrem Weg ins Licht, zu innerer Freiheit, Gelassenheit und immer strahlender Gesundheit, wünsche ich Ihnen alles Gute!

HERZLICHEN DANK FÜR IHRE MITARBEIT!

Besonders bemerkenswert sind die Spirulinaerfahrungen von Halima Neumann, die mich Mitte der 1990er Jahre mit der segensreichen Mikroalge bekannt machte. Einen beträchtlichen Teil der Fragebögen für meine fortlaufende Spirulinastudie hat sie dankenswerterweise von Ihren Seminarteilnehmern ausfüllen lassen. Während ihrer über zwanzigjährigen Seminar- und Betreuungsarbeit mit Krebskranken stellte die Gesundheitsexpertin Folgendes fest:

Die Wirksamkeit aller Natursubstanzen einschließlich der Blaugrünalgen, erzielten einen besonders schnellen und anhaltenden Heilerfolg meiner Teilnehmer, wenn diese gleichzeitig die Ernährung im Hinblick auf Entgiften und Entsäuern umstellten.

In der Neuauflage ihres Buches "Stopp Krebs" schreibt Halima Neumann:

In meiner vor mehr als 30 Jahren durchgeführten einjährigen Anti-Krebs-Teilfastenkur, auf Hawaii, baute ich meinen entkräfteten Körper mit täglich 30 g Spirulinapulver wieder auf. Ich verteilte die Menge auf zwei Mahlzeiten mit der Zugabe von Kokoswasser. Die Kur bestand hauptsächlich aus dem Saft der grünen Papaya, frischem Kokosnusswasser, Nonifrüchten und Gerstengras auskauen. Bei Erschöpfungszuständen und nächtlichen Heißhungerattacken schaffte stets eine 3. Spirulinaportion sofortige Abhilfe und sorgte für ein wohliges, rundum gutes Gefühl.

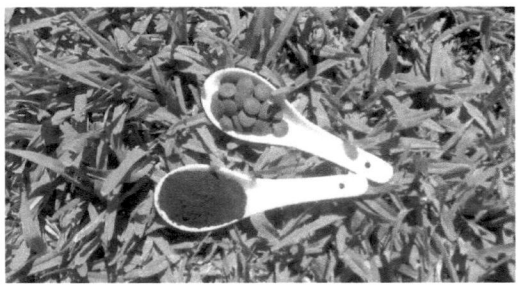

IV. VERWENDUNG VON SPIRULINA IN DER KÜCHE

Um uns langsam an den Algengeschmack zu gewöhnen, verwenden wir Spirulina anfangs besser nur mit Lebensmitteln und Gewürzen, die das eigentümliche Aroma überdecken, wie Äpfel, Bananen, Pflaumen, Ananas, Ingwer, Gurken, Zwiebeln, Meerrettich und Sellerie.

Halima Neumann besuchte mich in den 90ern in L.A. Sie bereitete mir diesen **Wohlfühldrink**: 1 große Banane, 1 Apfel, 5 bis 6 Datteln, 1 Esslöffel Spirulina und eine Tasse Wasser im Mixer verquirlt. Er schmeckte mir so gut, dass ich ihn lange als Frühstücksersatz zu mir nahm. Danach konnte ich die Spirulinapillen wie Bonbons lutschen.

Pulverisierte Spirulina wird am besten mit wenig Wasser verrührt, da es sonst Klümpchen bildet. Streuen wir das Algenmehl aber über Breis, Suppen oder Gemüsegerichte, bindet es sich gut. Es zieht keine Fäden, wie andere Algen. Hier ein Trick, wie wir Spirulinamehl leichter in Flüssigkeiten einrühren können: mit Molke-, Hirse-, Mandelpulver oder Kokosflocken mischen. Das einfachste Spirulinagericht ist ein Fertigapfelmus, in das wir 1 bis 2 TL Algenpulver mit der Gabel einrühren.

Mein derzeit liebstes und besonders schnelles Gericht mit Spirulina ist:

1 frische Feige	waschen, auseinanderbrechen, eindellen,
½ TL Spirulinamehl	einstreuen und von außen durchkneten

Fast so schnell geht es, wenn wir mit einer Gabel das Pulver in eine Banane drücken.

Rezepte

Geschmacksintensive Gerichte

Teelöffel	TL
Esslöffel	EL
Tasse	Ts.
Tropfen	Tr.
gerieben	ger.
gemahlen	gem.
klein (e/n)	kl.
groß (/n)	gr.
Messerspitze	Msp.

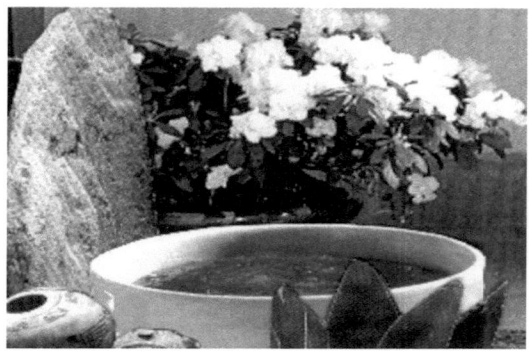

Bohnenburger

1 Zwiebel, Knoblauch (2-3 Zehen)	mit
½ TL Salz	in Pfanne bräunen
1 kl. Dose weiße Bohnen	abtropfen lassen, mit
1 TL Flohsamenpulver	alternativ
3-4 EL Haferflocken	binden, mit
Kräutersalz und Pfeffer	gewürzt u. geformte *Frikadelle* anbraten
Vollkornbrötchen	halbieren, mit
½ TL Spirulinapulver	vermischt mit
Senf und Bioketchup	bestreichen, mit dem

Burger, den Zwiebeln, Tomaten- und Gurkenscheiben sowie dem Salatblatt belegen

Chicoréesalat

2 Chicoréepflanzen	waschen, in breite Streifen schneiden
1 Scheibe Ananas	schälen, würfeln und zum Chicorée geben
½ Avocado	mit Gabel zerdrücken
1 TL Spirulinamehl,	
½ TL Kräutersalz	und
1 Msp. Cayennepulver	unterrühren und über den Chicorée geben

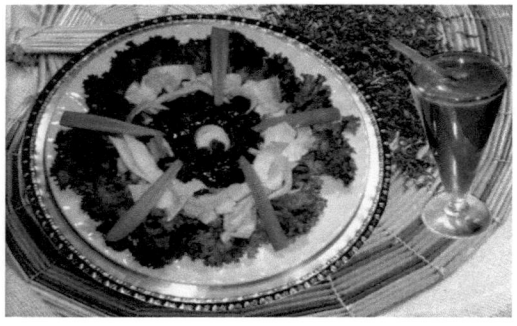

Wer keine Avocados mag, kann statt der Baumbutterfrucht Nuss- oder Mandelmus bzw. Sesam- oder Walnussöl verwenden.

Erbsenpüree

250g junge Erbsen oder 1kl. Dose „extrafein"	aus Schale lösen, zusammen mit dem Fruchtfleisch von
8 Oliven oder ½ Avocado,	
1 TL Spirulinapulver,	
1 Knoblauchzehe,	
1 TL rote Pepperoni,	sowie
½ TL Meer-/Steinsalz	im Mixer pürieren

Sie können das Püree als Brotaufstrich oder als Dip verwendet. Mit rohen Gemüsestreifen garniert, passt es auf jedes Büfett. Es kann auch als Beilage zu Gemüsegerichten gereicht werden.

Frühlingszwiebelsalat

2-3 Frühlingszwiebeln	säubern, 2-3-mal durchschneiden, in feine Streifen schneiden
1 Zuchini	längs vierteln, in

dünne Scheiben schneiden, 5 Minuten in Butter andünsten, abkühlen lassen;

2 EL Olivenöl	mit
2 TL Spirulinamehl	und
etwas Wasser	glatt rühren;

1 Knoblauchzehe	zerdrücken und mit feingehacktem
Basilikum und Thymian	sowie
1 TL Kräutersalz	und
1 Prise Süßholzpulver	oder Stevia in Salatsoße rühren

und dieselbe über das Gemüse verteilen

½ rote Peperoni	in winzige Stücke schneiden, über den Salat streuen

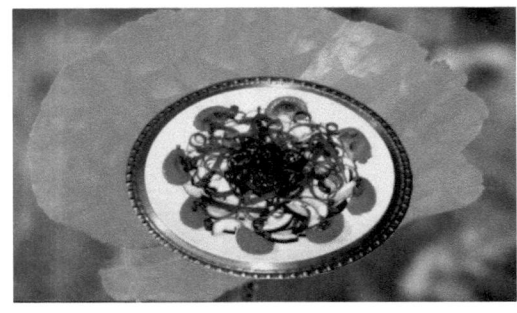

Gemüsepfanne mit Reis

1-2 Ts. Reis, natur oder	parboiled, mit
2-4 Tassen Wasser	zum Kochen bringen und auf kl. Flamme garen.
1-2 große Zwiebeln	und
Gemüsesorten Ihrer Wahl	mit etwas Wasser dünsten; mit
Meersalz und Cayenne	abschmecken.
4 EL kalt gepr. Olivenöl	zugeben und etwas abkühlen lassen
1 TL Spirulinamehl	über jeden Teller streuen

Ingwer-Sesam-Paste

1 TL Spirulina etwas Wasser,	mit 4 EL Apfelmus u.
½ TL Ingwerpulver Stück ger. Ingwer,	oder daumengroßes
40g gem. Sesam	und
3 EL Süßmolkepulver	verrühren mit
1 Pr. Salz und Zitrone	abschmecken

Diese köstliche Creme können Sie, wie alle anderen der hier aufgeführten Pasten und Cremes, als Brotaufstrich oder Dip verwenden. Sie eignet sich auch als Basis für Salatsoßen, Tunken, Suppen und Eintopfgerichte.

Kichererbsen mit „Erduss" Creme

1 Ts. Kichererbsen	über Nacht einweichen, 30 Min. schonend garen
3 EL Sojavollmehl	mit
4-5 EL Sesamöl	glatt rühren
1 TL Spirulina,	
1 Knoblauchzehe	durch Presse drücken
1 kleine Zwiebel	fein zerkleinern
½ TL Kräutersalz,	
½ TL Ingwer- oder	Fenchelpulver zugeben

und diese Creme über die Erbsen träufeln. Beste Beigaben: Quinoa, Reis oder Polenta (Maisgries).

Kichererbsenpastete mit Avocadodip

2 Ts. Erbsenmehl	mit
6 EL Kokosöl	(evtl. geschmacksneutral*)
100g Ziegenkäse	(oder Parmesan), krümeln,
1 Ei	und
1 gestr. TL Salz	in eine Schüssel geben, zu einem glatten Teig verarbeiten und ½ Stunde in den Kühlschrank stellen. In der Zwischenzeit
1 rote Paprikaschote,	
1 Aubergine,	und
1 Zuchini	waschen, grob würfeln
2 Zwiebeln	schälen, achteln und mit
3 Eiern,	
1 Becher Sahne,	
2 TL Oregano,	
1 TL Gemüsebrühepulver und	
½ TL Pfeffer	im Mixer pürieren

2/3 des Teiges in gefettete Springform oder Auflaufform drücken, den Rest ausrollen und in passend lange 1 cm breite Streifen schneiden. Gemüse hineingeben und mit den Streifen belegen. bei 90° gut 1 ½

Stunden im Backofen backen.

Für die Creme das Fleisch von
1 Avocado mit
6 EL Kokosöl (geschmacksneutral*)
1 TL Spirulinamehl,
Salz & Pfeffer mit einer Gabel vermengen

* www.gesund-sein.de/vitaquell-mildes-kokosoel-400g.html

Korianderfrikadellen (vegan)

1 EL Chiasamen	in 5 EL Wasser einweichen
400 g Kichererbsen	gekocht oder aus Dose, in Sieb mit Wasser abspülen, abtropfen lassen
1 Zwiebel	würfeln, glasig dünsten;
1 Knoblauchzehe	fein hacken, zufügen
1 Bund Koriander	fein schneiden; 2 Stiele über lassen; Kichererbsen
mit Cumin	(Kreuzkümmel) und
Salz & Pfeffer	abschmecken, fein pürieren

Zwiebel-Knoblauch-Mischung, Chiasamen & Koriander unterkneten, eventuell nachwürzen. Mit angefeuchteten Händen 5-6 flache Frikadellen formen und in
4-6 EL Kokosöl   2 min. pro Seite braten

Linsennudeln mit Pilzpaste

100 g frische Pilze oder 10g getrocknete in	
½ l Wasser	7 Minuten kochen lassen
5 EL rote Linsen	in Kaffeemühle mahlen, zufügen, 4 Min. köcheln
1-2 Zwiebeln	fein würfeln, mit
1 EL Kokosöl	goldgelb dünsten
Nudelwasser	aufsetzen
Linsennudeln	oder Kichererbsennudeln nach Angabe garen; alter-

nativ können Sie auch die Linsennudeln selbst herstellen:

1 EL Chiasamen	½ Std. in 5 EL Wasser einweichen oder ein Ei
200 g Linsen	mahlen; mit
2 EL Wasser	und dem Chiagemisch oder

Ei zu einem krümeligen Teig verarbeiten. Am besten gelingen die Nudeln mit einer Nudelmaschine. Aber man kann sie auch ausrollen und selbst schneiden oder schlimmstenfalls aus dem Ganzen eine Krümelmonstersuppe kreieren.

Pikantes Porridge

1 l Wasser bzw. Brühe oder Hafer/Dinkelmilch	zum Kochen bringen
8 EL Haferflocken	oder Dinkelfl. einrühren 5-7 Min. köcheln lassen,
1 Ts. grünes Gemüse	(Erbsen, Lauch, Zuchini)
1 Ts. gelbes Gemüse	(Möhren, Kürbis, Mais) zufügen; weitere 7-9 Min. köcheln, etwas abkühlen lassen,
1 TL Spirulinamehl	einrühren und mit
1 EL Kerne/Keime	(Sonnenblumen, Kürbis) aufwerten

Roter Linsenaufstrich

½ l Gemüsebrühe	zum Kochen bringen,
1 gr. Zwiebel	fein hacken und in
1 EL Kokosöl	goldgelb dünsten
5 EL Linsen	in Kaffeemühle mahlen und in die Gemüsebrühe einrühren; ca. 5 Min. köcheln lassen; danach
1 TL Meersalz	oder Gemüsebrühepulver und die Zwiebeln zufügen; evtl. mit
½ TL Flohsamenschalenpulver binden; mit	
Salz & Pfeffer	und
1 EL	Zitronensaft abschmecken; nach dem Abkühlen

1 EL Spirulinamehl einrühren und im Schraubglas im Kühlschrank lagern
Evtl. mit 2 TL gekeimten Sonnenblumenkernen verfeinern.

Pesto für die Atemwege

1 Bd. l Spitz- oder	
Breitwegerich	auf der Wiese sammeln, mit

½ Ts. Hanföl	oder Leindotteröl,
1 TL Ingwer, Fenchel oder Anis	und
½ TL Meersalz	im Mixer verflüssigen;
in ein Schraubglas	
	füllen und mit
1 EL Spirulinamehl	binden und mit
Biozitronensaft	verfeinern

Tapiokapfannkuchen (glutenfrei)

1 Ts. Tapiokaperlen	in Schüssel geben; mit
½ TL Kristallsalz	mischen; mit
2 EL Wasser	besprenkeln und mit den Fingern zu einer krümeligen Masse verarbeiten, nach und nach noch

eine knappe halbe Tasse Wasser zufügen und so lange kneten, bis wir einen geschmeidigen, nicht klebrigen Teig erhalten. 4 Kugeln formen. Eine beschichtete Pfanne erhitzen, eine plattgedrückte Kugel hineingeben, mit einem Bratenwender zum Pfannenrand hin ausstreichen. 2-4 Minuten backen, wenden und noch 1-2 Minuten auf der zweiten Seite backen. Mit dem übrigen Teig genauso verfahren und übereinanderlegen.

1 gr. Zwiebel	fein hacken, in
1 EL Kokosöl	erhitzen, goldgelb dünsten
Knoblauch	1 Zehe, fein hacken und mit
100 g Pilzen	z. B. Chiitake, Champignon braten, bis die Flüssigkeit verdunstet ist
1 TL Tomatenmark	und
3-4 EL	Kokossahne auffüllen; mit

Meersalz, Pfeffer würzen
1 TL Spirulinamehl mit 1 TL selbst gemachtes Gemüsebrühepulver mischen und zufügen:

www.youtube.com/watch?v=iDE0Y2hoYZE

Ganz lecker schmeckt der Pfannkuchen auch, wenn Sie ihn mit Ziegenkäse und Spinat oder mit Lauch, Eiern, Sahne und Sonnenblumenkerne füllen.

¼ Bund Petersilie	oder Korianderkraut hacken und darüber streuen; Pfannkuchen füllen

Die Portugiesen und Brasilianer lieben Gerichte aus der Wurzel der Yuccapalme, vor allem süße. Die aus feinen Kügelchen bestehende Stärke, ein Nebenprodukt der Erzeugung von Maniokmehl, ist eine Quelle für rasch verdauliche Kohlenhydrate, die der Körper leicht in Energie umwandelt. Außerdem hat es weniger als die Hälfte der Kalorien anderer Stärkemehls. Siehe auch *Crêpe de Polvilho com Banana.*

Süß speisen ohne Reue

Ananas-Kiwi-Creme

1 dicke Scheibe Ananas	schälen, würfeln
2 reife Kiwis	schälen und mit
2 EL Süßmolkepulver	und
½ - 1 TL Spirulina	mit Gabel mixen
Creme auf Ananaswürfel	geben

Aprikosenschnitten

200 g getr. Aprikosen	und
150 g Datteln oder Feigen	einweichen
150 g Rosinen	waschen, abtropfen lassen,
1-2 EL Spirulina	

mit allen Zutaten

und dem Einweichwasser im Mixer pürieren; die Masse in eine Schüssel geben.

250 g Erdmandelmehl	hineinarbeiten und

den Teig auf ein mit Pergamentpapier ausgelegtes Backblech streichen; mit Erdmandel- oder Kokosflockenbestreuen. Je nach Wetterlage kann der Trockenvorgang an der Sonne geschehen oder im geöffneten Backofen bei 50 °C: Kochlöffel dazwischen klemmen, damit die Backofentür offenbleibt. Nach 6 bis 8 Stunden in beliebig große Stücke schneiden; trocken und luftdicht aufbewahren.

Spirulina-Cashew-Kuchen

2 reife Bananen mit
4 EL Biokokosöl,
2 EL Erythrit/Xylit (o. a. Süße ohne Kalorien)
    1 Pr. Salz und
1 Hv. Cashewnüsse im Mixer pürieren
5 EL Reis-/Kokosmehl zufügen; alles in gef,
    Springform füllen; wie
    Zitruskuchen backen
2 reife Bananen mit
1 EL Spirulinamehl mixen; über fertigen
    Kuchen streichen
1 Hv. Cashewnüsse darüber streuen

Crêpe de Polvilho com Banana

Verfahren Sie wie bei den *Tapiokapfannkuchen* von der vorherigen Seite. Für die Füllung:

1 TL Spirulinamehl mit einer Gabel in
1 kl. Banane einarbeiten
1 gr. Banane in Scheiben schneiden; die
    Hälfte der Crêpes belegen,
mit einem TL kleine Häufchen der Spirulinamasse auf die Scheiben setzen; mit Kokosraspeln oder Mandelsplitter bestreuen.

Feigen-Sesamtaler

6-8 frische Feigen mit
100 g Sesamsamen,
1 EL Spirulinamehl und
1 TL Baobabpulver mixen;
    Bällchen formen, plätten

Linsengranola (glutenfrei)

1 Ts. Linsen mahlen; ½ Stunde lang
1 EL Chiasamen in 5 EL Wasser einweichen
    und mit Linsenmehl mixen
¼ TL Meersalz und
Zimt oder Vanille zufügen;
Cashewnüsse oder Mandeln, gekeimte
Kürbis/Pinien- oder Sonnenblumenkerne,
getrockn. Früchte (Feigen, Äpfel, Cranberrys)
    alles gut vermengen,

Honig oder Ahornsirup und
3 EL Kokosöl zugeben; alles gut mixen,
auf ein mit Backpapier aus gelegtes Backblech verteilen und so lange bei 175° backen oder trocknen (bei 50° mit geöffnetem Backofen, Tuch oder Kochlöffel dazwischen klemmen), bis der gewünschte Knuspergrad erreicht ist. Mit Mandel- oder Reismilch und pro Portion 1 TL Spirulina genießen.

Nougatkugeln

6 EL Erdmandelflocken
1-2 EL Carobpulver,
2 TL Spirulinamehl,
1 EL Kokosmehl oder
Süßmolkepulver mit
3-4 EL Kokos- oder Hanföl glatt rühren, mit
Stevia oder Xylit süßen, mit
1 Pr. Meer- oder Steinsalz und
etwas geriebener Biozitrone verfeinern

Aus der Masse Bällchen formen, in Kokosraspeln wälzen und kalt stellen.

Sie können statt Erdmandelflocken gemahlene Chiasamen verwenden.

Sesam-Kürbiskuchen

100g Sesam in Kaffeemühle mahlen
250 g Hokkaidokürbis fein raspeln, mit
100g Butter,
Stevia oder Xylit nach Geschmack und
1TL Vanille/Zimt in Topf auf kl. Flamme
    zerlassen, kalt stellen
4 Bioeier oder 4 EL eingew. Chiasamen
1 EL Erythrit/Xylit (o.a. kalorienfreie Süße)
2-3 TL Spirulina im Mixer 3 Minuten
    lang pürieren, mit
1 Pr. Kristallsalz und etwas
ger. Biozitrone verfeinern; Sesam-
    Kürbismasse zufügen

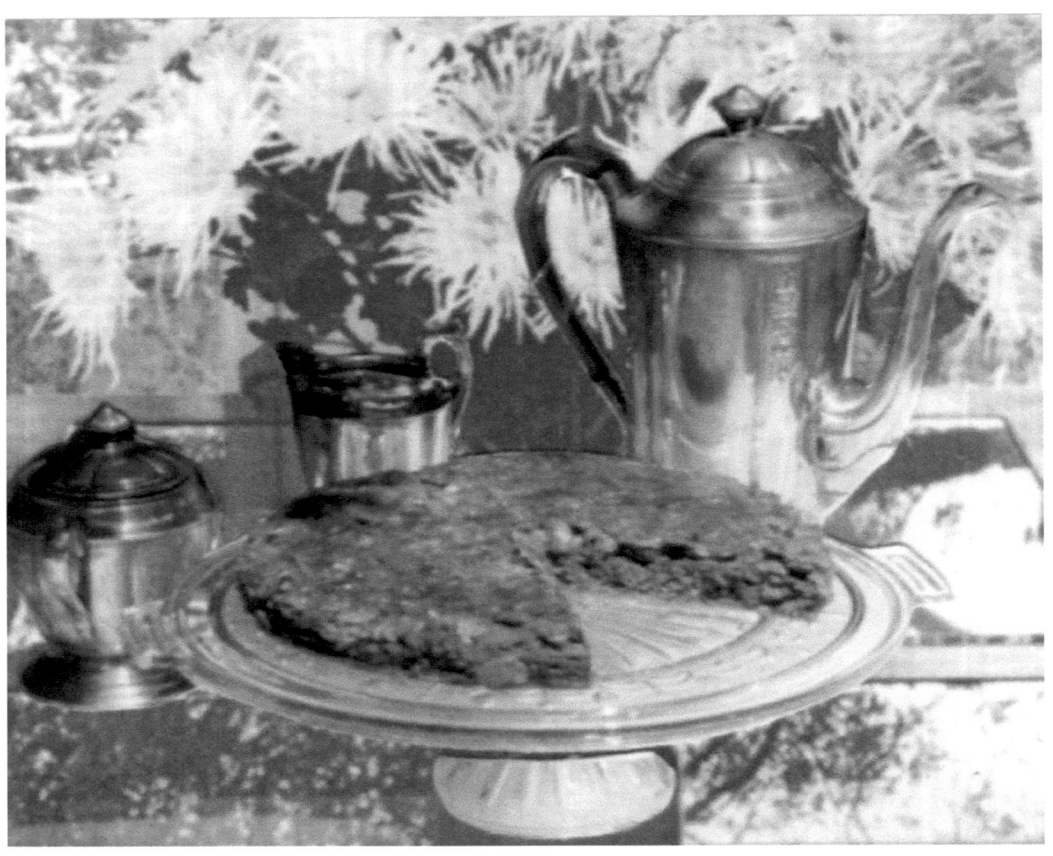

Eine Springform mit Butter gut einfetten, den Teig einfüllen und im vorgeheizten Backofen zwei Stunden bei 90 Grad backen.

Wenn Sie wollen, dass alle Vitalstoffe und Biokatalysatoren der Alge erhalten bleiben, können Sie das grüne Mehl anstatt dem Teig zuzugeben in einer Füllung verwenden; z. B. eine Tasse Erdmandelflocken mit Spirulinamehl, Stevia, ger. Biozitrone und Kokossahne zu einer Creme verarbeiten. Den Kuchen halbieren und die Creme gleichmäßig verteilen. Oder statt zum Füllen, die Creme als Belag nehmen.

Süßer Karottenauflauf

4-5 Eigelb	mit
5 EL Sesam- oder Nussöl	schaumig schlagen
1 EL Spirulinamehl,	
4 große Karotten	schälen und raspeln
20-25 Datteln	klein schneiden und zufügen
1-2 Ts. gekochte Hirse	oder
6-8 EL Mehl	unterrühren
4-5 Eiweiß	steif schlagen und unterziehen; mit
Stevia und Zimt oder	nach Wahl würzen

In einer gefetteten Auflaufform bei 90° gut 1 ½ Stunden im Backofen backen. Sie können den Auflauf statt mit Datteln auch mit

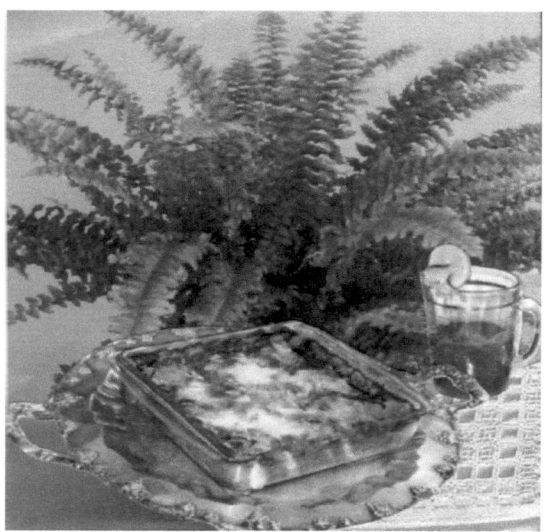

herzhaften Ingredienzen herstellen, z. B. mit Mais- oder Mungobohnensprossen; mit Kräutersalz und Cayenne pikant abschmecken.

Walnussbällchen

10 Walnüsse	mahlen
½ Ts. Saure Beeren	oder
saurem, geriebenen Apfel	zusammen mit
1 TL Spirulinapulver	und dem
Walnussmehl	mischen; mit
Stevia oder Xylit	süßen

Bällchen formen, in Kokosnuss- oder Erdmandelmehl wälzen und mit je zwei Walnusshälften verzieren.

Walnuss/Mandel-Pflaumenriegel

1 Dose kalifornische Trockenpflaumen	zusammen mit
etwas Wasser	im Mixer pürieren
200g angekeimte Mandeln	grob mahlen,
4 EL Gojibeeren	zum Mus geben,
2 EL Spirulinamehl	darüber streuen u. untermengen

Masse etwa ½ cm dick auf ein mit Backpapier ausgelegtes Blech streichen; bei 50° und offener Backofentür (Kochlöffel dazwischen klemmen) einige Stunden trocknen lassen. Die Trockenzeit hängt vom Feuchtigkeitsgrad ab. Wenn Sie mit Süßmolkepulver andicken, können sie die Zeit abkürzen.

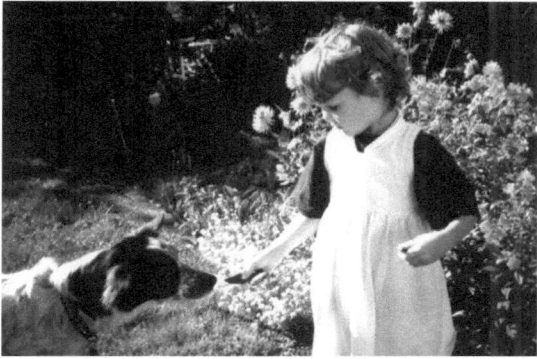

Katja lockt Sandy mit einem leckeren Spirulinafruchtriegel

Zitrus-Mandelkuchen

4 EL Chiasamen	in 10 EL Wasser einweichen
4 EL Kokosmehl,	
1 Vanilleschote	in Kaffeemühle mahlen
1 EL Guarkernmehl und	
1 Pr. Salz	in Schüssel vermengen
1 gesch. Bioorange	achteln, Kerne entfernen
1 "" mit Schale	achteln, "" und mit

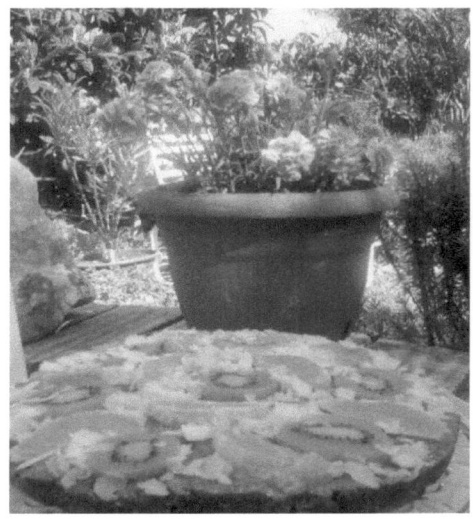

½ Ts. Kokosmilch   oder süßer Sahne,
1 EL Erythrit/Xylit, o. a. Süße ohne Kalorien
3 EL Kokosöl   und
1 Ts. Mandeln   waschen, im Mixer pürieren; in Schüssel geben
2 Kiwis   schälen, klein schneiden und unter den Teig mengen. Diesen in gefettete Springform drücken, mit Orangen- und Kiwischeiben belegen und mit Kokosraspeln garnieren. 1 ½ Std. bei 90° oder 30 - 40 Min. bei 175° backen. Für Rohkostqualität 6-8 Stunden bei 50° und geöffnetem Backofen (Kochlöffel oder Geschirrtuch dazwischenklemmen) trocknen.

Getränke für Körper, Geist und Seele

Drinks zum Entgiften

Koriander-Gurken-Saft
½ Bund Korianderkraut   waschen und zusammen mit
1 TL Spirulina, ¼ TL Salz,
2 EL Olivenöl, Cayenne und
½ Biogurke mit Schale   im Mixer verflüssigen

Wildkräutershake (Gehirn- u. Nervennahrung)
1 Bund Wildkräuter, z. B. Ackerminze, Borretsch, Wiesenschaumkraut, Sauerampfer, Weidenröschen, Gänseblümchen, Malve, Löwenzahn und was die Wiese sonst noch hergibt zusammen mit 1 Ts. Wasser oder Möhrensaft, 2 EL nussiges Hanf- oder Leindotteröl, 1 TL Spirulinamehl, 1 EL Zwiebelwürfel und ¼ TL Kristallsalz im Mixer verflüssigen. Für einen cremigen Geschmack ½ Avocado oder 4 EL 6 St. eingeweichte Sonnenblumenkerne zufügen. Evtl. mit Kiwi oder Zitrone verfeinern.

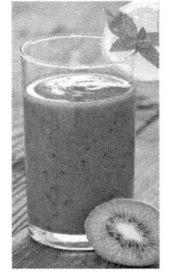

Das Körbchen voller wild wachsender Kräuter auf folgendem Foto wurde fern von Abgasen gesammelt. Auf Wildpflanzen leben Mikroorganismen. Diese sind gut für die Verdauung und das Immunsystem. Aus diesem Grund und wegen des ebenso auf Wildkräutern befindlichen Blütenstaubs (zum Desensibilisieren) ist das allzu gründliche Waschen, auch im Hinblick auf die Vitamin-B_{12}-Synthese, ausnahmsweise einmal nicht nötig.

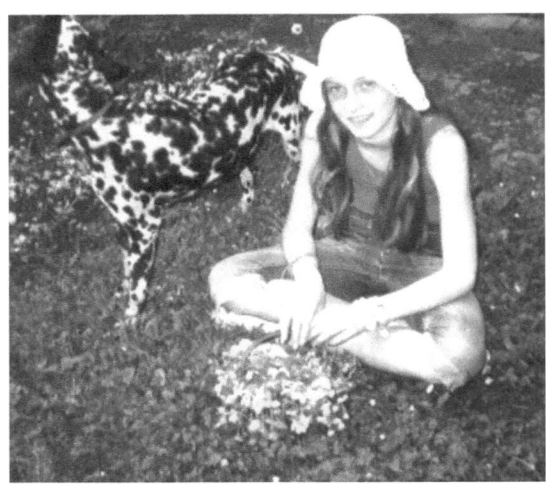

Anti-Aging-Goodies zum Abnehmen

Sie können diese Superfoods für Arterien, Gehirn und Haut wie die Hollywood-Stars bei Juliano's Planet Raw auf dem Santa Monica Boulevard genießen oder im Erewhon Bio-Supermarkt kaufen. Aber für jeden Tag eignet sich am besten die eigene Küche. Vielleicht fragen Sie sich, warum ich in all meine cremigen Drinks und Desserts gegen Hüftgold und Rettungsringe Kokosöl bzw. Kokosmehl verwende. Seit 7 Monaten verwende ich natives Biokokosöl zum Kochen, Braten, Backen, für Haut und Haare. Ansonsten hat sich an meiner Ernährung und Lebensweise nichts geändert. Dennoch habe ich 3 Kilo abgenommen. Wollen auch Sie aus Erfahrung klug bzw.

schlank werden, probieren Sie es einfach aus. Rohes bzw. natives Kokosöl wird in einem schonenden Verfahren gepresst, sodass die wertvollen Inhaltsstoffe erhalten und die förderlichen Fettsäuren unverändert bleiben. Zu den wertvollen Stoffen gehört auch Monolaurin, der Glycerinester von Laurinsäure. Monolaurin zerstört die äußerste Hülle von ungewünschten Bakterien, Viren und Pilzen! Diese natürliche Fettsäure kommt auch in der Muttermilch vor. Im Körper ist sie effektiv gegen krankheitserregende Viren, Bakterien und Pilze. Das betrifft Darmpilze, Herpesviren, Masern, Grippe und viele andere Infektionserkrankungen. Kokosöl hilft auch bei chronischer Erschöpfung und Verdauungsschwierigkeiten sowie bei Alzheimer, ADS, Diabetes Krebs und Herzerkrankungen.

Kokos-Kiwi-Mouse

1 Kokosnuss   2 Löcher bohren, Milch mit
¼ Fruchtfleisch,
2 Kiwis,   mit Schale oder ohne
1 EL Erythrit/Xylit (o. a. Süße ohne Kalorien)
1 TL Spirulinamehl und
1 Stück Ingwer   (alternativ ½ TL Pulver)
                     im Mixer pürieren

Wenn Sie nicht abnehmen wollen, können Sie einen halben Becher süße Sahne dazugeben.

Entzündungshemmende Drinks

Feigen-Baobab-Smoothie

4 frische Feigen oder 1 Banane
2 Kiwis,
2 TL Baobabpulver *),
2 TL Hagebuttenpulver*),
1 TL Spirulinapulver   und
1 Stück Ingwer   mit
¼ l Mandelmilch (1Hv. Mandeln in ¼ l Wasser mixen) pürieren

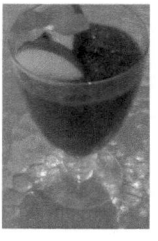

*) www.goldener-zweig.de

Kirschen-Papaya-Smoothie

1 Ts. Kirschen   und
½ Papaya   mit 15 Kernen und
2 EL gekeimte Sonnenblumenkerne mixen

Spinat-Apfel-Smoothie

1 Hv, Spinatblätter   mit
1 Apfel, ungeschält,   Kerne entfernt achteln
1 Avocado   Fruchtfleisch vierteln,
1 EL Hanföl   oder Kürbiskerne
½ TL Kurkuma,
1 Stück Ingwer oder   ½ TL Ingwerpulver mit
½ l Basenwasser   oder grünem Tee
                       im Mixer pürieren; mit
Salz & Pfeffer   und/oder
Gemüsebrühepulver   abschmecken

Flüssige Seelentröster

Bananen-Apfel-Shake

2 Bananen   schälen, kleinschneiden
1 süßer Apfel   ungeschält grob würfeln
3 Feigen   oder 5 Datteln und
1 EL Spirulina   im Mixer mit
2 Ts. Quellwasser   verflüssigen

Diese Gehirnnahrung sorgt für regelmäßigen Stuhlgang und psychische Gesundheit. Sie stärkt Knochen und Nerven.

B-Vitamin-Shake

3 EL Leinsamen (gelb) pulverfein mahlen oder
1Hv gekeimte Mandeln zusammen mit
½ l Reismilch,
2 EL Süßmolkepulver und
2 TL Spirulina   im Mixer verflüssigen
                     5 Min. quellen lassen

Cremiger Gemüsedrink

½ Salatgurke,
½ rote Paprika   und
1-2 Stangen Sellerie   reinigen, in Stücke
                       schneiden und mit
1-2 Tassen Wasser   sowie

½ Avocado	und
1-2 TL Spirulina	im Mixer verflüss., mit
½ TL Meersalz,	
½ TL Paprika	(scharf) und
½ TL Ingwer	würzen

Wenn es schnell gehen soll, kann ein Teelöffel Spirulina und etwas Gemüsepulver mit 2 bis 3 Esslöffeln stillem Wasser in einem Becher verrührt werden; mit warmem Wasser auffüllen. Dieses alkalisierende Getränk wärmt den Körper und erheitert das Gemüt.

Schokosmoothie

1 EL Kakaobohnen	mahlen, zusammen mit
1 EL Chiasamen	in 100 ml Wasser ½ Std.
	im Mixer einweichen, mit
1 kleinen Apfel	vierteln und mit
1 Stück Ingwer,	
1 EL Erythrit/Xylit	(o. a. Süße ohne Kalorien)
1 EL Kokosöl	und
1 TL Spirulinapulver	im Mixer verquirlen

Statt Kakaobohnen können Sie auch Kakao- oder Carobpulver verwenden.

Drinks für Mumm und Muckis

Avocado-Apfel-Drink

1 kleine Avocado	Fruchtfleisch lösen, klein
	schneiden und mit
1 saurem Apfel,	
½ Papaya	oder Ananas würfeln, im
	Mixer mit
1 TL Spirulina	und
1 Ts. Grapefruitsaft	verflüssigen und mit
½ TL Fenchel-	
oder Anispulver	abschmecken.

Gurkenshake

½ Salatgurke	bürsten, in Würfel
	schneiden und mit
3 EL süßer Sahne,	Wasser und
2 TL Spirulina	im Mixer verflüssigen
	Mit etwas
Meersalz und Senf	würzen; mit
1 EL Petersilie,	fein gehackt und
2 EL gehacktem Dill	garnieren

Heidelbeersmoothy

100 g Heidelbeeren	zusammen mit
5 Datteln oder Feigen	(wahlweise),
1 TL Spirulina	und
1 Tasse Wasser	im Mixer verflüssigen
1 Pr. Meer-/Steinsalz	und
etwas ger. Biozitrone	verfeinern

Johannisbeersorbet

100 g Johannisbeeren	mit
2 bis 3 Eiswürfeln,	
1 TL Spirulina,	
1 Tasse Wasser	und
1 Pr. Stevia	im Mixer verflüssigen
4 EL	6 Std. eingew.
Sonnenblumenkerne	für einen cremigeren
	Geschmack; mit
1 Pr. Salz & Chili	abschmecken

Jeden Schluck lange im Mund behalten. So können die Wirkstoffe von Spirulina schon über die Mundschleimhaut ins Blut gelangen. Das Anwärmen fördert die Produktion der Magensäure.

Neuere Untersuchungen bezüglich Vitamin-B_{12}-Analoga sind besonders für Veganer und Vegetarier eine schlechte Nachricht. Andere Studien kommen jedoch zu dem Ergebnis, dass wir durch Algen den Vitamin-B_{12}-Serumsspiegel anheben können. Da ein Vitamin-B_{12}-Mangel lange Jahre unentdeckt bleiben kann, beugen wir besser vor, indem wir tierische Vitamin-B_{12}-Quellen mit Spirulinagerichten lediglich gelegentlich genießen bzw. Vitamin B_{12}, in Form von Tropfen, am besten als Methylcobalamin einnehmen. Denn es ist vom Körper direkt verwertbar und muss nicht erst, wie Cyanocobalamin, umgewandelt werden. Ich spritze mir alle 3 Monate Vitamin B_{12} in Form von Hydroxocobalamin, da es eine sehr gute Depotwirkung hat. Das bedeutet, es hat eine verlängerte Freisetzungsperiode und wirkt daher länger. Die Leber kann ca. 2000-5000 µg Vitamin B_{12} speichern. Da der Körper nur 3,0 µg pro Tag braucht, dauert eine Entleerung etliche Jahre.

Erfordern Rezepte Eier, können Sie diese mit eingeweichten oder gemahlenen Chia- oder Leinsamen, Johannisbrotkernmehl bzw. Bananen ersetzen. Statt Sahne können Sie Kokos- oder Sojasahne verwenden.

Schlussbemerkung und Danksagung

Da gibt es die, die die Welt so sehen, wie sie ist, und fragen: Warum? Und dann gibt es die, die die Welt so sehen, wie sie sein könnte, und fragen: Warum nicht?"

George Bernard Shaw

Sollte es mir gelungen sein, Ihnen deutlich zu machen, wie wenig wir wirklich brauchen, um gesund zu bleiben bzw. zu werden, würde mich das riesig freuen. Ob auch *Sie* künftig einen großen Bogen um Krankenhäuser und Arztpraxen machen, ist aber allein Ihre Entscheidung. Nicht jeder fühlt sich als *Kamikaze Cowboy*, wie etwa Dirk Benedikt (1991). Der *A-Team*-Schauspieler konnte im Alter von 27 Jahren seinen Prostatakrebs nur mit streng makrobiotischer Kost heilen. Indes wäre es schön, wenn Sie mit dem regelmäßigen Konsum von Spirulina Ihren Körper und die Umwelt schützen könnten. Wir brauchen uns nicht mit Mengen verschiedenster Medikamente zu belasten, da die Alge den gesamten Organismus harmonisiert. Sie schützt dabei nicht nur uns, sondern auch unsere Pflanzen, die Erde und das Wasser, das Viktor Schauberger *das Blut der Erde* nannte. Verwenden wir weniger Chemie zur Schädlingsbekämpfung und nehmen weniger chemische Arzneien ein, sorgen wir für besseres Trinkwasser. Denn seit der Fachtagung *Arzneimittel in Gewässern* wissen wir, dass Kläranlagen nicht in der Lage sind, mit dem Urin ausgeschiedene Medikamente bei der Wiederaufbereitung zu eliminieren. Der Odenwälder Diplom-Ingenieur Thomas Junker baute ein preisgekröntes Miniklärwerk. Er untersuchte *im Labor für biologische Abbaubarkeit eine radioaktiv markierte antibiotische Substanz. Nahezu 93 % des eingesetzten Medikaments konnte der Erbacher Forscher wieder nachweisen. Der überwiegende Teil des Antibiotikums würde also in die Flüsse gelangen!* (Meyer 2016)

Mit Chemie, Pestiziden, Erdöl und atomarer Verseuchung ruinieren wir unseren Ernährerplaneten. Die Verpestung des Meeres mit Plastik und die Katastrophe in Japan zeigen dies erschreckend deutlich. Daher nutzen wir besser Sonne, Wind, Wasser und Biomasse zur Energiegewinnung. Fordern wir Bioplastik aus Algen, wie sie die Fa. *Algopack* herstellt (siehe S. 32). Lizenzbetriebe könnten überall auf der Welt solch umweltfreundliches Verpackungsmaterial produzieren.

Der Einsatz von Teslas auf dem Phänomen rotierender Energiefelder basierende Raumenergiekonverter könnte seit 100 Jahren Fahrzeuge bewegen und Häuser beleuchten. Deren Kommerzialisierung wussten egoistische Bänker bzw. Elektrizitäts-/Ölmagnaten zu verhindern. Aufgrund schwindender Ressourcen setzen wir uns besser wieder mit dem Thema Freie Energie auseinander. (Meyer 2016)

Lassen wir uns von der Phrase „Wir können das Rad nicht zurückdrehen" nicht vom Handeln abhalten. Springen wir besser vom Wagen, bevor das Rad bricht! Lassen wir unsere Energien in nachhaltige Projekte einfließen, dienen wir dem Schutz des Lebens. Mit einer flächendeckenden Züchtung von Spirulina und der Umstellung auf die neuen Techniken in der Energiewirtschaft könnten in wenigen Jahren Hunger und Arbeitslosigkeit weltweit beseitigt sein. Siehe mein Buch WASSER VERBINDET DIE WELTEN Kapitel „Paradigmenwechsel in der Energiegewinnung".

Wir schaffen unsere Wirklichkeit mit unseren Gedanken. Donald Neale Walschs Worte helfen dabei, dass es ein Himmel auf Erden wird. Alles, was sich ereignet, ist die äußerliche physische Manifestation unserer innersten Gedanken, Ideen und Entschlüsse in Bezug auf wer wir sind und wer zu sein wir wählen.

Verdamme daher nicht jene Aspekte des Lebens, die dir zuwider sind, die du ablehnst. Sei stattdessen bestrebt, sie und die Umstände, die sie möglich gemacht haben, zu verändern. Schaut euch die Dunkelheit an, aber verflucht sie nicht. Seid vielmehr ein Licht in der Dunkelheit und verwandelt sie. Lasst euer Licht vor den Menschen leuchten, damit die, die in der Dunkelheit stehen, durch das Licht eures Seins erleuchtet werden, und ihr werdet schließlich alle sehen, wer ihr wirklich seid. Seid Lichtbringer. Denn euer Licht vermag mehr, als nur euren eigenen Weg zu erhellen. Euer Licht kann das Licht sein, das die Welt erhellt (Walsch 1999, S. 96).

Wir können uns vor allen Widrigkeiten schützen, wenn wir auf unsere innere Stimme hören, ob diese uns selbst, verstorbenen Verwandten oder eine höhere Intelligenz repräsentiert. Wir können unser eigenes Wissen durch Aufmerksamkeit im Alltag schaffen, indem wir Synchronizitäten nicht ignorieren und verdrängen, sondern diese *Kleine-Welt*-Ereignisse, Koinzidenzen oder Zufälle in unsere Routine integrieren und von ihnen lernen. Wir brauchen dann nicht mehr zu glauben, weil wir spüren, ja wissen, dass wir immer von geistigen Helfern umgeben sind. Es sind auch meine eigenen Erfahrungen, die mich zu der Erkenntnis brachten, dass das Wasser *Schnittstelle zwischen physischer und metaphysischer Realität* ist. In meinem oben genannten Wasserbuch und in meinen Blogberichten habe ich dies aufgezeigt: www.marianne-e-meyer.com

Verzehren wir die Lichtnahrung regelmäßig, kommen wir in eine höhere Schwingung und nehmen geistige Botschaften besser wahr. Durch das Essen von Lichtnahrung und Trinken von Lichtwasser bzw. aktiviertem Wasser dienen wir auch unserer Umwelt und der Gesundheit. Verwenden wir Spirulina als Nahrungsergänzung, werden jährlich Tausende Menschen weniger an iatrogenen, d. h. durch den Arzt verursachte (iatrogen=altgriechisch „vom Arzt erzeugt") Krankheiten leiden müssen. Die Beispiele vom Markt genommener Medikamente erhitzen immer wieder mal die Debatte, ob synthetische Medikamente genügend getestet werden. Dies macht uns vor allem auf Folgendes aufmerksam:

Ärzte sind überfordert, alle Nebenwirkungen einzelner Medikamente zu prüfen, da es viel zu viele gibt und sie den Überblick verlieren.

Zu den durch Ärzte erzeugten Krankheiten zählen Candida-Hefepilz-Infektionen nach Antibiotikagaben, wenn versäumt wird, die zerstörte Darmflora wieder aufzubauen. Auch Impfkomplikationen (vgl. Dr. med. Gerhard Buchwald: *Das Geschäft mit der Angst*) nach Grippeimpfungen, vor allem aber nach Dreifachimpfungen der Babys gegen Masern, Mumps und Röteln, die mit Autismus und Darmkrankheiten in Verbindung gebracht werden und nach Impfungen gegen Keuchhusten.

Dr. Viera Schreibner gibt nach dreijährigen Tests mit dem *Apnoe Breathing Monitor* für SIDS-gefährdete Säuglinge (SIDS = Sudden Infant Death Syndrome bzw. plötzlicher Kindstod) bekannt, dass Impfungen gegen Keuchhusten die Atmung verlangsamt: manchmal so sehr, dass der Tod eintritt (Simon Jones. *A shot in the dark*. Investigate April/Mai 2001). Da Pathologen bei Autopsien von plötzlichem Kindstod nie auf Impfkomplikationen untersuchen, kann davon ausgegangen werden, dass das SIDS kurz nach der Immunisierung des Kindes meist durch Reaktionen des Impfstoffs verursacht wird. Von der Impftheorie bzw. den Dogmen der Medizin überzeugte Eltern könnten der Babykost wenigsten vor und nach Impfungen Spirulinamehl zusetzen. Vielleicht wären dadurch Impfmissstände, wie sie Julena Meroti von der *National Advisory Group on Autopsie Inc.* in Neuseeland aufdeckte, zu mindern. Auf ihre Anfrage beim Gesundheitsministerium, ob die Impfstoffe je an Menschen getestet wurden, sagte man ihr, die Tests seien in Übersee durchgeführt worden. Doch US-Ärzte widerlegten diese Behauptung. Der berühmte Kinderarzt Dr. Robert Mendelsohn sagte:

Es hat nie einen einzigen Impfstoff in diesem Land (USA) *gegeben, der je einer kontrollierten wissenschaftlichen Studie unterzogen worden ist.*

Weiter sagte er, es seien niemals 100 Impfkandidaten genommen worden, von denen 50 geimpft und 50 ohne Immunisierung blieben, um das Ergebnis zu testen. Daher ist der Arzt der Ansicht, dass man Leute, die dieses ungeprüfte *Heil*mittel anwenden, als Quacksalber bezeichnen kann.

Viele Afrikaner glauben, durch Massenimpfungen AIDS bekommen zu haben, da in Afrika Männer und Frauen gleichermaßen betroffen sind. In den Industrieländern machen homosexuelle und drogenabhängige Männer ca. 80 % der an AIDS Leidenden aus. In Afrika sind Frauen und Männer gleich betroffen. Das rührt z. T. auch daher, dass Frauen und Kinder ohne Schutzmasken für jede Dreckarbeit eingesetzt werden; z. B. arbeiten sie mit bei uns verbotenen Pestiziden. Auch werden Frauen vielerorts genital verstümmelt. Bei jeder Geburt müssen die Nähte wieder geöffnet und später wieder zugenäht werden. Dadurch wird das Immunsystem immer mehr geschwächt. Dem können wir mit der Alge vorbeugen. Spüren wir erst einmal ihre Wirkung am eigenen Leib, bleibt uns der Doktor ganz von selbst vom selbigen.

Last, but not least danke ich jenen Personen, die mit Rat und Tat am Entstehen des Buchs beteiligt waren: Prof. Peter H. Duesberg, Dr. Stefan Lanka, Stephan Kuhl und Dr. med. Dirk-Bijan Zarrinnam danke ich für Informationen, Tipps und Beurteilungen, Claudia Troßmann und RA Bolko Seifert fürs Redigieren von Teilen des Buches.

Professor Günter Kahl gebührt mein Dank für Infos über sein Fachgebiet Enzyme,

Firma Cyanotech für Infos, Fotos und Berichte, Marcus Rohrer für Erfahrungsberichte und Fotos, Dr. Amha Belay von Earthrise für Infos und Fotos, den Firmen Dr. Hittich, Spira Verde, Sanatur und Pure Planet für Artikel oder Fotos, Halima Neumann für Infos und Hilfe bei den Rezepten, Jürgen Görke für Kirlianfotografien, C.-P. Meyer für Formulierungshilfe. Dankbar bin ich auch für wertvolle Beiträge, die viele andere geleistet haben, indem sie Ideen und Erfahrungsberichte beisteuerten. Obwohl ich folgende Personen gemeinsam aufführe, bin ich mir des individuellen Beitrags jedes Einzelnen bewusst: Barbara Simonsohn, Dr. Renate Kaiser-Alexnat, Erwin Albe, J. P. Jourdan, Heide Bayer, Ursula und Werner Keim, B. und H. Sommer, Susanne Würtz, Hildegard Assmus, W. und M. Rohde, Sylvia Priewe, Renate Janzen, Evelyn und Elisabeth Fleischer, Marianne Müller, Anneliese Umbreit, Alwine Holschuh und alle mir verwandten bzw. mit mir in Verbindung stehende Seelen für die geistige Hilfe.

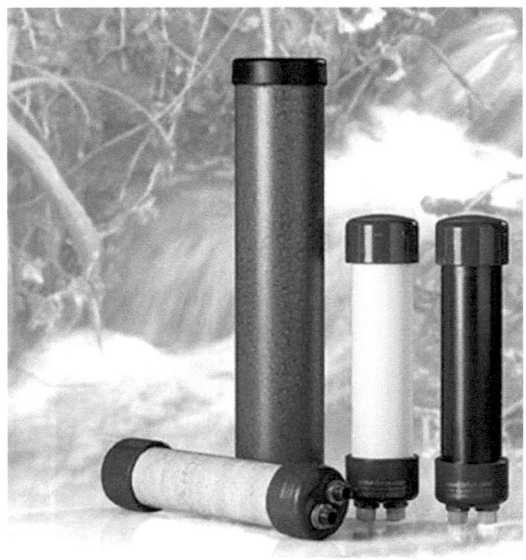

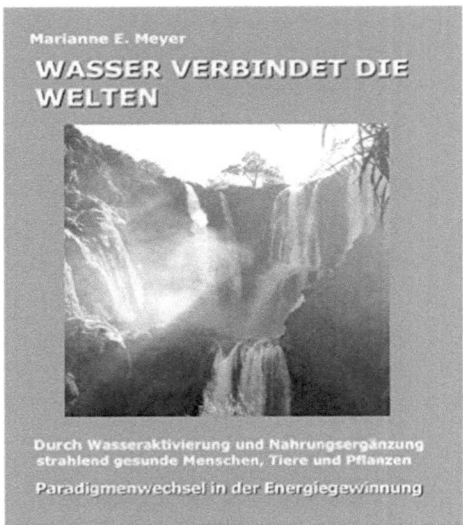

Das fesselnde Buch besticht durch seine klare Aussage über das Mysterium der Wandelbarkeit und Speicherfähigkeit des Wassers. Auch Inge Schneider, Chefin des Jupiter Verlags, fand in ihrer Buchbesprechung im NET-Journal *die Erkenntnis* der Autorin, *dass das* Wasser „Schnittstelle zwischen physischer und metaphysischer Realität" *ist*, als *besonders ansprechend*.

Leser finden verstörende Fakten über die Qualität handelsüblicher Wässer. Auch wer glaubt, sein Leitungswasser sei sauber, wird zum Nachdenken angeregt. M. Meyer rät zu adäquater Wasseraktivierung. Denn wer belebtes, sauerstoffreiches, basisches Nass aus der Leitung einmal schmecken darf, wird kein Sprudel aus Plastikflaschen mehr trinken wollen. Reines Wasser ist nach Ansicht der Autorin für alle Gesundheitsprobleme, vor allem wenn sie das Gehirn betreffen, die optimale Lösung. Letztlich stellt die Autorin neue Energietechnologien und ihre Erfinder vor. Quantenphysiker konnten zeigen, dass die Welt der Tat und des Stoffs Energie bzw. Geist ist. Der 1 MW E-Cat von Andrea Rossi, der Tesla Magnetmotor, Wasserautos u. a. in dem fesselnden Buch gezeigten Raumenergiemethoden sind materielle Nachweise.

ISBN 978-3837099898   124 S.   € 9,99

Literaturverzeichnis

Abdel-Daim, MM et al.: Anti-inflammatory and imunomodulatory effects of Spirulina platensis in comparison to Dunaliella salina in acetic acid-induced rat experimental colitis. Immunopharmacol Immunotixol. 2015 Apr;37(2): 126-39

Balch, JF, Balch, PH: Prescription for Nutritional Healing, Garden City Park, New York,1997

Banji, D Et al.: Investigation on the role of Spirulina platensis in ameliorating behavioural changes, thyroid dysfunction and oxidative stress in offspring of pregnant rats exposed to fluoride. Food Chem. 2013 Sep 1;140 (1-2) 321-31

Batmanghelidj, Faridum: Wasser, die gesunde Lö-Lösung. Freiburg 1997

Becker, EW, Jakover, B, Luft, D, Schmülling, RM: Clinical and biochemical evaluations of the alga Spirulina with regard to its application in the treatment of obesity: a double-blind cross-over study. Nutr. Rep. Int. 33 (1986) 565-74

Benedikt, Dirk: Mein Leben als Kamikaze Cowbboy, Holthausen 1991

Benner, K U: Gesundheit und Medizin heute. Augsburg 1994

Bermejo-Bescós P et al.: Neuroprotection by Spirulina platensis protean extract and phycocyanin against iron-induced toxicity in SH-SY5Y neuroblastoma cells.Toxicol In Vitro. 2008; Sep;22 (6) 1496-502

Bragg, Paul C und Patricia: Wasser. Das größte Gesundheitsgeheimnis. Die schockierende Wahrheit über Wasser, Ritterhude, 4. Aufl. 1992

Challem, Jack. J, Spirulina: What it is ... the health benefits it can give you, Good Health Guide Series, Keats Publishing Inc. New Canaan Connecticut,1981

Buser K et al.: Krankheit und soziale Lage, Sonderfall Neurodermitis, Gesundheitswesen. 1989

Chen T, Wong YS: In vitro antioxidant and antiproliferative activities of selenium-containing phycocyanin from selenium-enriched Spirulina platensis. J Agric Food Chem 2008 Jun 25;56 (12):4352-8

Cingi, C. et al.: The effects of spirulina on allergic rhinitis. Eur Arch Otorhinolaryngol 2008 Oct; 265 (10) 1219-23

Clement, G et al: (inventors; Institute Francais de Petrol, assignee). Wound treating medicaments containing algae. Fr. M. 5279 (Int. Cl. A61k), 11 Sep. 1967.

Collier, Renate: Wie neugeboren durch Darmreinigung. München 1995

Devi, MA, Venkataraman, L.V.: Hypocholesterolemic effect of bluegreen algae Spirulina platensis in albino rats. Nutr Rep Int 28 (1983) 519-30

Fukino, H, Takagi, Y, Yamane, Y.: Effect of Spirulina (S. platensis) on the renal toxicity induced by inorganic mercury and cisplatin. Eisei Kagaku, 36 (1990) 5

Galmén, K, Höjer, J: Iron intoxication-poisoning with easily accessible medicines. Lakartidningen 2014 Sep 17-23

Gershwin, ME, Belay, A: Spirulina in human nutrition and health. Journal of Applied Psychology 21(6):747-748 · December 2009

Gruben, Rozalind: Vegetarierkonkress Widnau, CH 1999

Gupta, S et al.: Spirulina protects against rosiglitazone induced osteoporosis in insulin resistance rats. Diabetes Res Clin Pract.2010 Jan;87(1)38-43

Gutiérrez-Rebolledo, GA et al.: Antioxidant Effect of Spirulina (Arthrospira) maxima on Chronic I flammation Induced by Freund's Complete Adj vant in Rats. J Med Food. 2015 Aug;18(8):865-71

Hayashi, O et al.: Enhancement of antibody production in mice by dietary Spirulina platensis. J. Nutr.Sci. Vitaminol (Tokyo) 40-5 (1994) 431-41

Hayashi, T et al.: Calcium spirulan, an inhibitor of enveloped virus replication, from a blue-green alga Spirulina platensis. J.Nat.Prod. 59-1 (1996) 83-7

Hayashi, T.: Studies on evaluation of natural products for antiviral effects and their applications Yakugaku Zasshi. 2008 Jan;128(1) 61-79

Helmke-Hausen, Monika: Die Botschaft der Früchte, Freiburg 1998

Hoffmann, Peter (Hrsg.): Positivlisten Lebensmittel, Frankfurt 1995

Huang ZX et al.: Protective effects of polysaccharide of Spirulina platensis and Sargassum thunbeergii on vascular of alloxan induced diabetic rats. Zhongguo Zhong Yao Za Zhi. 2005 Feb;30 (3) 211-5

Huang, Z, Zheng, W: Antagonistic effects of Se-rich Spirulina platensis on rat liver fibrosis. Wei Sheng Yan Jiu. 2007 Jan; 36 (1) 34-6 17424844

Ichimura M et al.: Phycocyanin prevents hyper tension and low serum adiponectin level in a rat model of metabolic syndrome. Nutr Res. 2013 May;33(5) 397-405

Iwata K et al.: Effects of Spirulina platensis on plasma lipoprotein lipase activity in fructose-induced hyperlipidemic rats. J Nutr Sci Vitaminol. 1990 Apr;36 (2) 165-71

Jorjani, G, Amirani, P: Antibacterial activities of spirulina platensis. Maj. limy Puz. Danisk. Jundi Shap, 1 (1978) 14-18

Kato, T, Takemoto, K: Effects of Spirulina on hypercholesterolemia and fatty liver in rats. Saitama Med. College, Japan. Japan Nutr foods Assoc. Jour. 1984, 37:321

Kawanishi, Y et al: Regulatory effects of Spirulina complex polysaccharides on growth of murine RSV-M glioma cells through Toll-like receptor 4.Microbiol Immunol 2013 Jan;57 (1) 63-73

Kelder, Peter: Die Fünf »Tibeter«®. Bern 1999

Kim, HM et al.: Inhibitory effect of mast cell mediated immediate-type allergic reactions in rats by Spirulina. Biochem.Pharmacol. Apr. 1; 55 -7 (1998) 1071-6

Kim LS et al.: Efficacy of methylsulfonylmethane (MSM) in osteoarthritis pain of the knee: a pilot clinical trial. Osteoarthritis Cartilage. 2006 Mar; 14(3):286-94

Kim, NH et al.: The effect of hydrolyzed Spirulina by malted barley on forced swimming test in ICR mice. Int J Neurosci 2008 Nov; 118(11): 1523-33

Köhler, Barbara et al.: Photonenemission. Eine neue Methode zur Erfassung der Qualität! Von Lebensmitteln. Deutsche Lebensmittel-Rundschau, Jg. 87, 3 (1991) 78-83

Koníčková R et al.: Anti-cancer effects of blue-green alga Spirulina platensis, a natural source of bilirubin-like tetrapyrrolic compounds. Ann Hepatol 2014 Mar-Apr;13 (2) 273-83

Kugler, H et al.: Life Extenders and Memory Boosters. Health Quest Publication, Reno 1994

Kulshreshtha, A et al.: Spirulina in health care management. Curr Pharm Biotechnol 2008 Oct; 9 (5): 400-5

Kumari, RP et al.: C-phycocyanin modulates selenite-induced cataractogenesis in rats. Biol Trace Elem Res. 2013 Jan;151 (1) 59-67

Li B et al.: Effects of CD59 on antitumoral activities of phycocyanin from Spirulina platensis. Biomed Pharmacother. 2005 Dec;59(10):551-60

Lobner M et al.: Enhancement of human adaptive immune responses by administration of a high-molecular-weight polysaccharide extract from the cyanobacterium Arthrospira platensis. J Med Food. 2008 Jun;11 (2) 313-22

Loseva, LP, Jurinok, HW: Ausleitung von Schwermetallen (Blei) mit der Mikroalge Spirulina platensis. In: Naturheilpraxis 05/2000

Lu, HK et al.: Preventive effects of Spirulina platensis on skeletal muscle damage under exercise-induced oxidative stress. Eur J Appl Physiol. 2006 Sep; 98 (2) 220-6. Epub 2006 Aug 30

Ma, QY et al.: Optimised extraction of β-carotene, from Spirulina platensis and hypoglycaemic effect in streptozotocin-induced diabetic mice. J Sci Food Agric. 2016 Mar 30;96(5):1783-9

Martinez-Nadal, NG: Antimicrobal activity of Spirulina. Paper presented at X International of Microbiology, Mexico City, Aug. 1970

Maruta T et al.: Optimists vs. pessimists: survival rate among medical patients over a 30 year period. Mayo Clinic Proc. 75 (2000) 140-3

Majdoub, H: Anticoagulant activity of a sulfated polysaccharide from the green alga Arthrospira platensis. Biochem Biophys Acta 2009 Oct; 1790(10):1377-81

Mao, T K et al.: Effects of a Spirulina-based dietary supplement on cytokine production from al-allergic rhinitis patients. J Med Food. 2005 Spring; 8 (1) 27-30

Marin-Prida J et al: Phycocyanobilin promotes PC12 cell survival and modulates immune and inflammatory genes and oxidative stress markers in acute cerebral hypoperfusion in rats. Toxicol Appl Pharmacol 2013 June 2.

Mathew, B: Sankaranarayanan, R. et al. Evaluation

of chemoprevention of oral cancer with Spirulina fusiform. Nutr Cancer 24 -2 (1995) 197-202

Meyer, Marianne Erika.: Spirulina, das blaugrüne Wunder. Aitrang 7. Auflage 2006

Wasser verbindet die Welten, Norderstedt 2016

Müller-Wohlfahrt, H.-W. So schützen Sie Ihre Gesundheit. München 2000

Nakaya, N, Honma, Y, Goto, Y: Cholesterol lowering effect of Spirulina Nutr. Rep. Int. 37 (1988) 1329-37.

Neumann, Halima: Stop Krebs, MS, AIDS Grüne Lebenselixiere. Spiraverde.de

Ou, Y et al.: Antidiabetic potential of phycocyanin: effects on KKAy mice. Pharm Biol. 2013 May;51 (5) 539-44

Pane, L et al.: Effect of extracts from Spirulina platensis bioaccumulating cadmium and zinc on L929 cells. Ecotox Envir Saf.2008May;70 (1) 121-6. Epub 2007 Jul 26

Passwater, Richard. The New Supernutrition, Pocket Books, New York 1991

Peschanel, Mathias: Isolierung und Charakterisierung pharmakologisch relevanter Verbindungen aus der Alge *Spirulina platensis.* Universität Kiel, 1996 (ISBN-3-9804010-5-7)

Popp, Fritz-Albert.: Biophotonen-Analyse der Lebensmittelqualität. In: Meier-Ploeger, A, Vogtmann. H (Hrsg.): Lebensmittelqualität (1988) Die Botschaft der Nahrung. Fischer alternativ, Frankfurt 1993

Qureshi, M A et al.: Immunomodulary effect of Spirulina supplementation in chickens. North Carolina State. Pub. in Proc. of 44th Western Poultry Disease Conference, 1995, 117-20.

Roy, KR et al. Alteration of mitochondrial membrane popotential by Spirulina platensis C-phycocyanin induces apoptosis in the doxorubicinresistant human hehepatocellular-carcinlichtenergieoma cell line HepG2 Biotechnol Appl Biochem. 2007 Jul;47 (Pt 3) 159-67

Saini MK, Sanyal SN: Piroxicam and c-phycocyanin prevent colon carcinogenesis by inhibition of membrane fluidity and canonical Wnt/β-catenin signaling while up-regulating ligand dependent transcription factor PPARγ. Biomed Pharmacother. 2014 Jun;68(5):537-50.

Santillan, C.: Cultivation of Spirulina for human consumption and for animal feed. International Congress of Food, Science and Technology. Madrid, Spetember 1974

Seshadri C V: Large scale nutritional supplementation with Spirulin alga. All India Coordinates Project on Spirulina. Shri Amm Murugappa Chettiar Research Center (MCRC), Madras, India 1993

Shklar G, Schwartz J: Tumor necrosis factor in experimental cancer regression with alphatocopherol, beta-carotene, canthaxanthin and algae extract. Eur J Cancer Clin Oncol. 1988 May;24 (5) 839-50

Saini MK, Sanyal SN: Piroxicam and c-phycocyanin prevent colon carcinogenesis by inhibition of membrane fluidity and canonical Wnt/β-catenin signaling while up-regulating. Biomed Pharmacother. 2014 Mar 19

Selmi, C et al.: The effects of Spirulina on anemia and immune function in senior citizens. Cell Mol Immunol . 2011 May ;8(3)::248-54.

Simonsohn, Barbara. Stevia, sündhaft süß und urgesund. Oberstdorf 2010

Die Heilkraft der AFA-Alge. München 2000

Takai, Y, Hosoyamada, Y, Kato, T: Effect of watersoluble and water in soluble fractions of Spirulina over serum lipids and glucose resistance of rats. J. Jap. Soc. Nutr Food Sci. 44 (1991) 273-77

Takemoto, K: Iron transfer from spirulina to blood in rats. Saitama Med. Col., Japan, 1982, 62.

Takeuchi, T: Clinical experiences of administration of spirulina to patients with hypochr. Anemia Tokyo Medical and Dental Univ., Japan, 1978

Taniguchi, Masaharu: Leben aus dem Geiste. Freiburg 1994

Teas, J, Irhimeh, MR: Dietary algae and HIV/AIDS: proof of concept clinical data. J Appl Phycol. 2012 Jun;24 (3) 575-582

Tominaga, A et al.: Autonomous cure of damaged human intestinal epithelial cells by TLR2 and TLR4-dependent production of IL-22 in response to Spirulina polysaccharides. Int Immunophamacol. 2013 Dec;17(4):1009-19.

Upasani, CD, Balaraman R.: Protective effects of Spirulina on lead induced deleterious changes in the lipid peroxidation and endogenous antioxidants in rats. Phytotherapy Res. 17;4 (2003) 330-334

Vadiraja, BB et al.: Hepatoprotective effects of C-phycocyanin. Biochem. Biophys. Res. Commun. 19; 249 (1998) 428-31

Walsch, Neale Donald: Gespräche Mit Gott. Band 1-3, München 1997-99

Winter, FS et al.: The effect of Arthrospira platensis capsules on CD4 T-cells and anti-oxiatative capacity in a randomized pilot study of adult women infected with human immunodeiciency virus not under HAART in Yaoundé, Cameroon. Nutrients Jul 2014_23;6(7):2973-86

Yamada, K et al.: Bioavailability of dried asakusanori (porphyra tenera) as a source of Cobalamin (Vitamin B_{12}). Int J Vitam Nutr Res. 1999 Nov; 69 (6) 412-8

Yang, L et al.: Inhibitory effects of polysaccharide extract from Spirulina platensis on corneal neovascularization. Mol Vis. 2009 Sep 24;15:1951-61

Yogianti, F et al.: Inhibitory Effects of Dietary Spirulina platensis on UVB-Induced Skin Inflammatory Responses and Carcinogenesis. J Invest Dermatol. 2014 Apr 14. doi: 10.1038/jid.2014.188

Yoshinari, O et al.: Hepatoprotective effect of germanium-containing Spirulina in rats with d-galactosamine- and lipopolysaccharide-induced hepatitis. The British journal of nutrition (impact Factor: 3.45). 06/2013

Yuan X et al.: Impact of ammonia concentration on Spirulina platensis growth in an airlift photobioreactor. Bioresource techn., Febr. 2011, vol./is. 102/3 (3234-9), 1873-2976

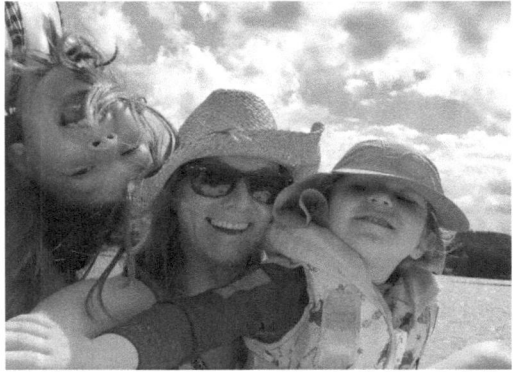

Seit 16 Jahren nehmen Susanne und ihre Familie Hawaiispirulina

Stichwortverzeichnis

AIDS 9,21,51,52,53,58,60,62-65,87,90,94
Akne 10,90
Allergie 10,11,24,27,32,52,57,61,62,75,77,82,90
Altersflecken 10,52,67,80
Anämie (Blutarmut) 20,48,50,54,55,63,66,67, 73,82,85,90,91
Antibiotika 8,9,23,27,62,70,109,111
Aphthen 16,91
Arthritis 11,55,67,69,81,81,90
Astaxanthin 69
Augenprobleme 8,11,43,49,52,69
Autoimmunkrankheit 15,43,85
Betacarotin 7,15,16,49,58,68,69,71,80
Bluthochdruck 27,33,59,70,89
Calcium 7,18,27-29,50,54,58,61,70
Carotinoide 7,16,18,35,49,52,68,69
Chemische Arzneien 11,12,15,17,18,21,24,43, 51,58,61-63,71,73,78,109
Cholesterin 10,51,55,67,69,70,91,94
Cranberrys 14,44,66,84
Darmreinigung 8,9,11,30-32,44,57,83,117
Depression/Melancholie 11,24,27,28,32,42,53, 56,70,80,90
Diabetes 11,16,19,29,42,51,59,60,75,90,94,107
Entzündungen 16,18,29,45-48,50,53,54,56,58-60,67-69,71-73,79,88,91,93,107
Erkältungen 10,44,85,90
Ernährung 2,12-15,18-27,39,43,45,47,48,53,56, 57,63,74,91,93,98,106
Folsäure 7,18,33,53,54,66,67,70,73,77
Fettsucht/Körperfett 12,31,55,59,60,84,117,118
Flohsamenschalen (Psyllium) 2,8,31,84,117
Fotosynthese 9,38
Freie Radikale 15,28,45,47,48,56,60
Gammalinolensäure 50,51,58,67,79
Grauer Star (Katarakt) 8,29,68,75
Grippale Infekte 10,65,90,107,111
Grüner Star (Glaukom) 68
Hashimoto 15
Hay, Louise 9,63
Herpes 16,50,51,64-66,85,90,91,93,107
Herz-Kreislauf-Erkr. 13,29,49,51,55,57,70,75,90
Hitzewallungen 86

Hornhaut 10,67,68,85
Immunmangel 9,21,25,62,63,66,78,81,82
Impotenz 88
Juckreiz 62,85,88
Konzentrationsschwäche 33,70,89
Kortikoide/Kortikosteroide/Kortison 53,66,67,93
Krebs 11-13,15-19,30,31,45-49,51,52,55-59,63,
 64,70-72,87-94,98,107,109,117
Kropf 85,90
Kupfer 7,15,33,47,48,55,80
Leber-/Gallenleiden 29,46,53,54,67,71,72,74,90
Magen-/Darmleiden 32,53,66,67,72,73,85,87,90
Magnesium 7,18,27,28,38,41,50,64
Mangan 7,13,18,33,37,46,49,55,61,70
Multiple Sklerose (MS) 15,24,60,61,64
Nachtblindheit 16,52,68
Netzhautblutung 68,69
Neurodermitis 27,28,60,86,90
Niacin (Vitamin B3) 7,20,27,53,84
Nierenprobleme 13,14,29,33,74,89
Osteoporose 51,54,55,90
Parkinson 18,19,24,57,60,61
Penicillin 61,66,67,93
Pestizide 7,9,12,18,19,48,50,54,60,64,71,77,
 109.111
Phenylalanin 7,27,33,70,78
Pilze (Parasiten) 7,16,62,65,66,85,91,107,111
Radioaktive Substanzen 10,14,17,29,36,38,47,
 71,74,75,109
Reiki 9
Rheuma 15,33,57,64,67,69,88,90
Sarkoidose 79
Schmerzen 8,10,16,18,24,33,42,43,53,54,67,68,
 73,78,80,81,86,88,89-94
Schwangerschaft 22,62,66,75-77
Schwermetalle 7,14,15,22,28,29,46,50,60,71,77
Selen 7,15,18,28,46,56,74,80
Stimmungsschwankungen 14,41,65,67,68
Sulfonamide 43,59,82
Superoxiddismutase (SOD) 7,11,15,16,28,47,
 48,59,67,79,80
5Tibeter von Peter Kelder 77
Tryptophan 7,27,53,70,79
Valin 7,79

Vergesslichkeit 88
Vitamin B5 (Pantothensäure) 7,18,27,53
Viamin B12 7,23,24,27,28,43,48,49,53,60,66,70,
 73,77,78,108,109
Vitamin-B12-Analoga 23,43,49,92
Vitamin-B12-Mangel 49,108
Vitamin E 7,15,18,52,56,58,66,73,80
Vorbeugung 12,13,29,39,46,55,71,74,81,96
Warzen 16,91

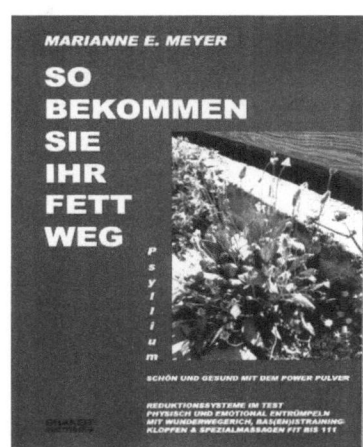

Psyllium ist als Nahrungsergänzung ein Geschenk des Himmels. Ohne Kalorien sättigen die gemahlenen Flohsamenschalen und lassen das Körperfett schmelzen. Die Heilpflanze aus Indien reinigt den Darm, schützt vor Krebs und senkt den Cholesterin- und Blutzuckerspiegel. Schon Hildegard von Bingen schätzte Psyllium als Darmschutz und damit als Garant für Gesundheit und ein langes Leben. Ein spannendes Buch für alle Gesundheitsbewusste, die von der klassischen Medizin keine Wunder (mehr) erwarten, sondern für ihre Gesundheit selbst die Verantwortung übernehmen wollen.

Auch zeigt die promovierte Ernährungswissenschaftlerin, wie wir in einer Stunde bis zu 3 cm an gezielten Stellen, z. B. am Bauch, gefahrlos Fett wegbekommen. Ebenso lernen wir, Gedanken zu entrümpeln oder im Rahmen der energetischen Psychologie einfach wegzuklopfen.

Stoffwechseltyp-/Basen- und Insulin-Trennkost sowie Spezialmassagen sind weitere Themen.

ISBN 978-3-86858-353-3   120 Seiten   € 12,90

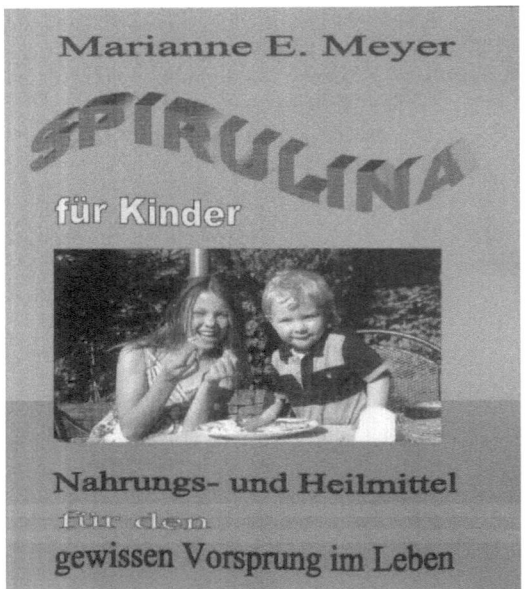
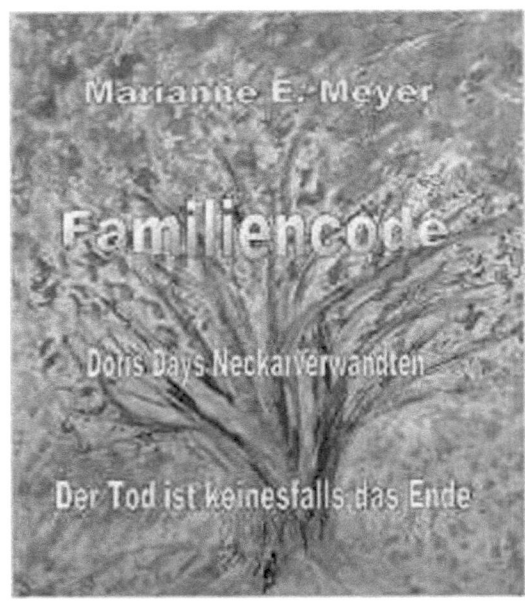

Das spannende, teils farbig illustrierte Werk informiert querlesefreundlich über die Mikroalge Spirulina, den blaugrünen Allrounder der Naturheilkunde. Auch manche Erwachsene lesen lieber diese einfache, peppige Schreibe.

Die Gesundheitsexpertin Halima Neuman würdigt dieses *viel versprechende Büchlein* als einen *wertvollen Beitrag für die Menschheit* und gratuliert der Autorin *zu dieser Eingebung und Manifestierung.* Sie will *es allen Familien mit Kids*, die sie kennt, *ans Herz legen.*

Kinder essen generell zu süß und zu fett und bewegen sich zu wenig. Darunter leiden vor allem die Nerven. Die Kids sind unruhig, unaufmerksam und impulsiv. Sie brauchen aber kein Ritalin oder andere mitunter tödliche Modedrogen. Die nebenwirkungsfreie Spirulinaalge hemmt die Sucht nach Süßem und fördert das Verlangen nach Grünzeug. Sie sorgt für gute Laune und gesunden Schlaf, entschlackt, entgiftet und stärkt das Immunsystem.

Der Rezeptteil ist so kreiert, dass reformierte Naschkatzen und Zappelphilippe ganz einfach die köstlichsten Leckereien selbst zaubern können.

ISBN 978-3-73862-784-8   76 S.   €7,99

In diesem fesselnden spirituellen Roman nehmen wir an Mariannes aufregendem Leben auf vier Kontinenten teil. Dabei wird uns klar, dass wir alle miteinander verbunden sind und **Familien seit Generationen ihr eigenes Wertesystem besitzen.** Dieser Code der eigenen Regeln, Sprüche und Kommunikationsstile kommt auch zum Ausdruck, wenn die Familienangehörigen ohne sich zu kennen auf verschiedenen Kontinenten leben.

Das Buch stellt eine Brücke dar, die das Land der Lebenden und das Land der Toten verbindet. Es zeigt, dass es weder Schuld noch Zufall oder Glück gibt, sondern nur Ursache und Wirkung, die viele Jahrhunderte und Verkörperungen auseinanderliegen können. Glück, Pech und Zufall sind nur Begriffe für das noch nicht erkannte Gesetz. Und wer nicht lernt, der leidet. Das einzig Bleibende ist das die Welten Verbindende, der einzige Sinn des Lebens: die LIEBE.

„Das Buch vermittelt glasklar gelebte Spiritualität und gehört in jeden Haushalt." (I. B-G). Bei Amazon kann der geneigte Leser mal reinlesen, aber für kosmische Pluspunkte besser beim lokalen Buchhändler bestellen.

ISBN: 978-3738643510 208 S. 17x22 cm €9,99

FÜR IHRE NOTIZEN

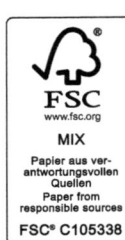